KANDABASHI Joji

神田橋條治が教える

心身養生のための経絡・ツボ療法

創元社

まえがき

精神科医としての生活が半世紀を越えました。最近の精神科の治療・援助は、薬物投与が大半となり、「治癒して患者ではなくなる未来」を断念させる、終わりなき従属、医療の囚人を作る営みになっているように見えます。

ボクは、身体が持つ「自然治癒力」に関心を向けることで「未来への希望」を取り戻したいと願い、その道を模索するようになりました。その中の一つが鍼灸《しんきゅう》でした。だけど正式なトレーニングを受けていない無資格者であり、もう老人となり、数千年に渉《わた》って積み上げられてきた精妙で難解な鍼灸の知識と技術を理解し習得することは不可能です。

幸い診断技術の修練の過程で、患者の「身体《からだ》」の苦しんでいる部位を感知できるようになっており、「経絡《けいらく》・ツボ」も感知できるようになっていました。三〇年ほど前です。

東洋医学で「経絡」というのは、生きるために必要な血や気の通り道として考えられたもので、「ツボ」というのは、その経絡上の要所のようなものです。より詳しいことをお知りになりたい方は、巻末の**付録3**を参照してください。

ただし、すべての「経絡・ツボ」が見えるのではなく、苦しんでいる経絡とその流れの中途に浮き出てくるツボだけが見えるのでした。しかも、手足に浮き出ている経絡は、指先から空中にまで延びていくのが見えるのです。古典に通暁した専門家に相談したところ、「治療を求めている経絡とツボが浮き出てくる、それは指先から空中に延びている」との記述が中国の古典にあると教えてくださいました。

それなら浮き出ているものが消えれば治療成功のサインになる

＊**橋本操体法**　医師、橋本敬三が、「自然良能に奉仕する」という基本理念のもと、自ら実践しながら創案した健康法。

＊**気功法**　体内に気を巡らせ、また宇宙や自然などの外気を取り入れつつ行う中国古来の健康法。

＊**離魂融合**《りこんゆうごう》　「患者の置かれている現実の場に身を置く」「患者の身になる」工夫と模索のなかから生まれた著者独自の技法。詳しくは、『精神科診断面接のコツ』（第十章）および、『技を育む』（第六章）を参照。

のだと考え、*橋本操体法や*気功法や*「離魂融合《りこんゆうごう》を使った整体」というう自己流整体を使って、浮き出ているサインを消すことを試み、患者の「楽になった」との感想と、その後の様子や雰囲気を見て、一応満足していました。それから二〇年ほどが過ぎました。鍼灸への憧れは続いていました。

ツボは見えるので、「手当て」と「痛いの痛いの飛んでけー」というコトバをヒントに、掌《てのひら》の中心にある*《労宮《ろうきゅう》》で、ツボから*邪気を吸い取る手技(★)を考え、「誰でもできるツボ療法」として人々に教えたりしてきました。

さらなる診断技術の精錬の過程で、施術の標的となるツボからは、指先と同様の「気のビーム」(=生体が用意している気の鍼)が放射されていることが感知できるようになりました。

「ビーム」というのは、物理学では粒子や波長の短い波が細い流れの「線」となって並進しているものを言います。「気のビーム」とは、気の放射線のようなものです。詳しくは、第五章を参照してください。

*《労宮《ろうきゅう》》　手を握ったとき中指の先端が掌に当たるところにあるツボで、心包経《しんぽうけい》という経絡に属している。心包《しんぽう》は、心臓と一緒に精神機能を司っている。46ページの図10も参照。

*邪気　「『邪気』とは、各種疾病の発病因子を指す」(『新版東洋医学概論』)とあるように、東洋医学では、「邪気」は病気の原因の一つとされ(「外因」)、病因を受けやすい「素質」と、喜・怒など「内因」による個人の状態とが合わさって病を引き起こす、と考えられている。わかりやすく言うと、心身によくない「気」のこと。

★27ページ参照。

ツボから放射されるビームこそ、病む生体が治療を求めて準備してくれている「気の鍼《はり》」(★)なのではないかと思いつきました。「自然治癒力」というコトバにこだわっていますので、魅了される発見と着想でした。

この生体側が自前で用意してくれている「気の鍼」のビームには「空中のツボ」(★★)があり、それを「ねじる」(★★★)ことで治療ができることがわかりました。二年ほど前です。これなら、知識も免許もない人でも、自分自身に施術したり、家族に施術をしてあげたりすることができるし、身体《からだ》に直に触れることがないのだから法律にも触れず、安全だろうと嬉しくなりました。何よりも「自助」の技術であり、専門家の支配から「離脱・自立」する手立てです。

問題は「感知」です。ボクのようにツボや経絡が「見える」人は少ないので、感知の技術を覚えてもらわねばなりません。いろいろ試行錯誤の末、「センサーとしての身体《からだ》」と「気の膜」(★★★★)

★詳しくは、58ページ参照。

★★71ページ参照。

★★★78ページ以降参照。

★★★★49ページ参照。

という技法を考案しこれを習得してもらえば、他の知識も技術も要らないと気づきました。これは鍼灸の専門家にも役立つ技法です。

鍼灸や東洋医学では、「脈診《みゃくしん》」（患者の脈に触れることで体調や症状を診断するやり方のことを言います）が重要な手技ですが、どうにも身につかないので使わずになんとか間に合わせています。「脈診」ができる方は、さらなる展開がおできになりましょう。

いろいろな成書に記載されている経絡図とツボは、古人が自分の感覚でとらえたツボと経絡とを書き残し、後人がその有用性を現場で確認したがゆえに数千年にわたって伝承してきたものです。それらは案内図として役立ちますが「地図は現場ではない」のです。

鍼灸のプロの人のすべてに経絡やツボが「見える」わけではありません。成書にある経絡や多数のツボを地図として用い、現場で触診や視診や脈診を使って、目の前の生体における正確なツボを感知し同定しています。そしてツボの性状で施術の要・不要を判定しています。全体の様子や訴えの内容も参考にします。脈診も判断のための重要なツールとして修練します。その総合が鍼灸治療現場の技術体系です。

素人《しろうと》の「自助」を目標にするこの本では、記述のあちこちで成書にあるツボや経絡の名称を《 》で囲んで挙げていますが、すでに経絡・ツボの知識（地図）を身につけておられる方が楽しまれるように、さらには読者が経絡・ツボの世界へ興味を持ってくださるようにと考えてのサービスですから、飛ばして読まれても、この本でお話しする素人の方たちの現場での有用性はまったく変わりません。なお、この本では、技法の実際を動画にしてスマートフォンで視聴できるよう工夫してみました（★）。理解・修得のお役に立てると嬉しいです。

さらに経絡について長濱善夫先生の名著『東洋医学概説』から総説を一部転載させていただきました。素人の手探りで開拓して

★目次後の「この本の使い方」を参照。

きた雑多な技術を東洋医学の伝統の中に位置づけてくださると理解がバランスよいものになりましょう。

技術の開発に際して、二人の方との対話から学ぶことがしばしばありました。お一人は数年にわたり毎週一回、施術でボクの健康管理をしてくださっている、松岡鍼灸院の松岡裕子師であり、いま一人は、一〇歳代以来数十年の持病であるボクの複雑な身体の歪《ゆが》みを修正してくださっている、のぞみ整体院の白柳直子師です。ありがとうございます。

もくじ

この本の使い方

- ＊のついている本文中の語彙には、脚註を付しています。
- 本文中に（★）印のある箇所には、本文下に、理解の助けになる参照ページや、図版番号を示しておきました。
- ▶は、直前の内容の動画を、本文下のＱＲコードを読み取ってスマートフォンやタブレットでご覧いただけます。パソコンからは、以下のＵＲＬでもご覧になれます。
https://www.sogensha.co.jp/keiraku_tsubo/

神田橋條治が教える　心身養生のための経絡・ツボ療法

デザイン・組版：鷺草デザイン事務所
本文イラスト：伊藤維子

第一章　「指いい子」

ここで鍼灸《しんきゅう》から離れて、まったくの初心者でもできる「経絡《けいらく》治療」についてお話しします。簡単な練習で効果を実感できますし、さらには、日々これを行うことで「感知」の修練になるからです。

成書によると、*《正経十二経《せいけいじゅうにけい》》という経絡と*《奇経八脈《きけいはちみゃく》》という経絡があり、前者は手足の指先に達しています（次ページ図1）。「まえがき」でお話ししましたように、それらの経絡は指先からビームとして空中へ伸びています。そして、ビームの途中に「空中のツボ」もあるのです。

しかし初心者は、指先からのビームも空中のツボも感知できません。

*《正経十二経《せいけいじゅうにけい》》　経絡の「経」は経脈を、「洛」は洛脈を言う。「経脈」は、経絡の主幹であり一定の経路で身体の深部を循行する。「絡脈」は、経脈の分枝で網状に全身に分布している。「経脈」には正経と言われる十二経脈があり、気血は必ず正経を循行する。巻末付録4も参照。

*《奇経八脈《きけいはちみゃく》》　正経の間を縦横に走り正経を補助する経脈を「奇経」と言う。奇経には八経脈があり、そのうち独自の経穴を持っている任脈と督脈を合わせて正経十四経とすることもある。

図1

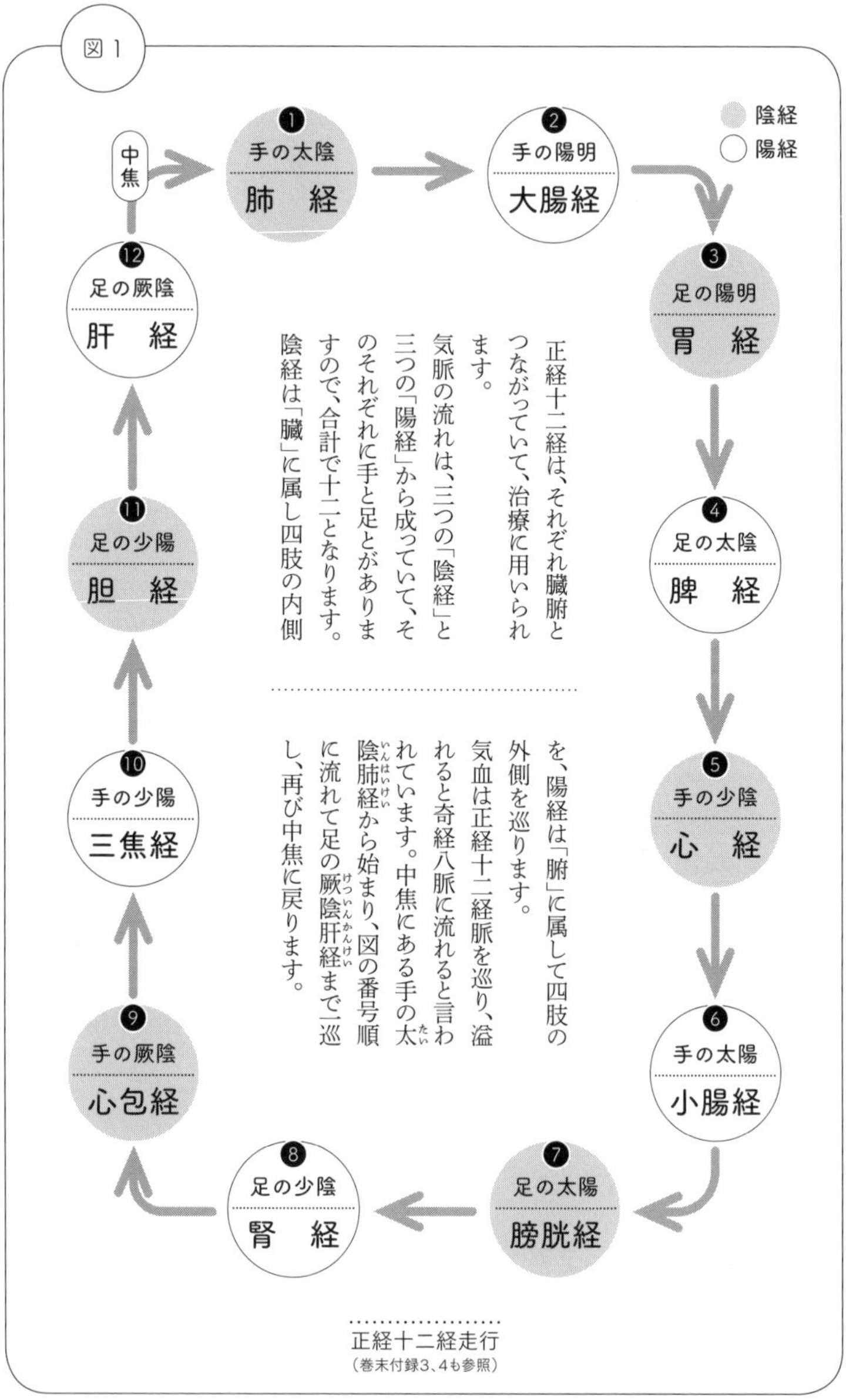

正経十二経は、それぞれ臓腑とつながっていて、治療に用いられます。

気脈の流れは、三つの「陰経」と三つの「陽経」から成っていて、そのそれぞれに手と足とがありますので、合計で十二となります。

陰経は「臓」に属し四肢の内側を、陽経は「腑」に属して四肢の外側を巡ります。

気血は正経十二経脈を巡り、溢れると奇経八脈に流れると言われています。中焦にある手の太《たい》陰肺経《いんはいけい》から始まり、図の番号順に流れて足の厥陰肝経《けついんかんけい》まで一巡し、再び中焦に戻ります。

正経十二経走行
（巻末付録3、4も参照）

その段階の人のために「指いい子」という施術を考案しました（図2）。

図2

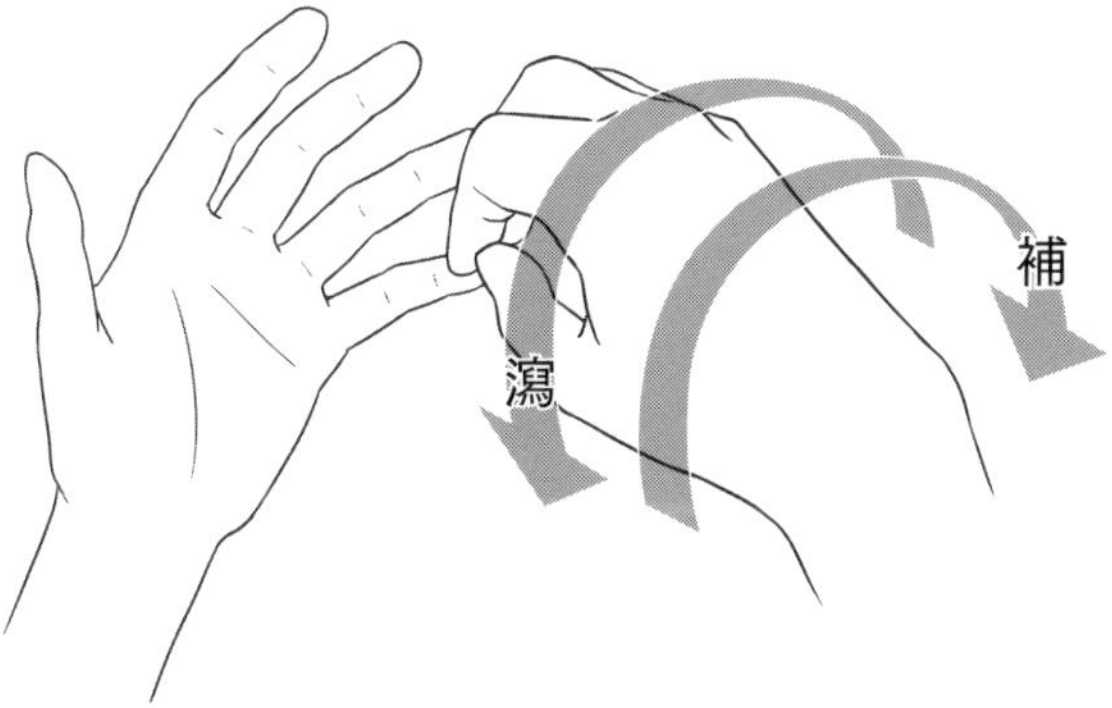

指いい子

片手の五本の指で他方の手の指先を包むように触れます。つかむのではありません。触れている側の手首を回転させて、五本の指が相手側の指先を撫《な》でるように回します。相手の指自体をねじるのではありません。それぞれの指先にキャップが被っていてそれを回すイメージです。▶

撫でる側の手も肘から先の力を抜き、「いい子、いい子」と、心で呟《つぶや》きながら回すと、優しい雰囲気になりますし、やっている自分も優しい気分になります。

優しい気分になると、感覚が細やかになり、回しているときの滑《なめ》らかさや抵抗を感じ取れるようになります。滑らかに回るなら、されている側の指から発せられている経絡のビームが邪気《じゃき》を帯びており、施術《せじゅつ》を求めているのです。行っている指や腕の力を抜けば抜くほど感覚が細やかになり、される側の指からのサインを感じ取りやすくなります。

抵抗が感じられるなら、されるほうの指が「正気《せいき》」を出してお

【動画 1】

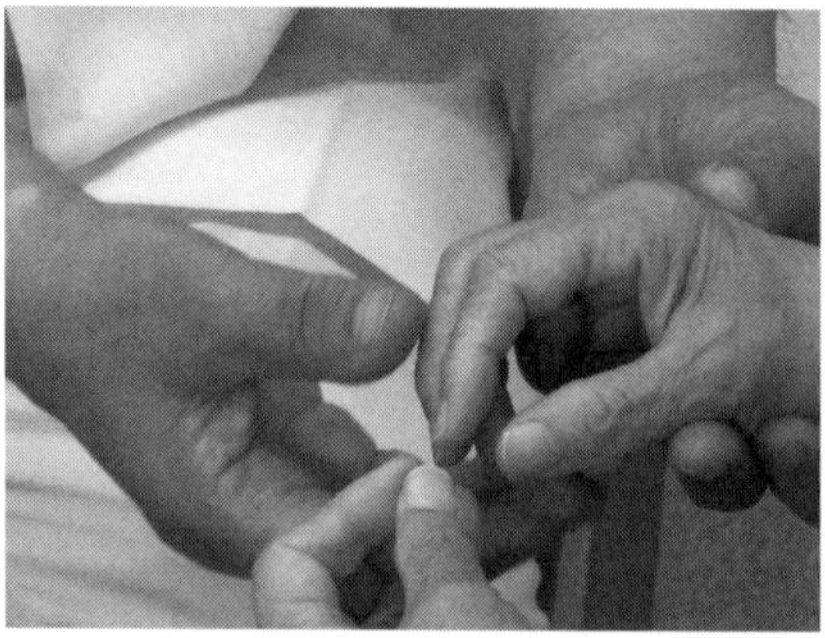

り、「もう干渉しないで」とサインを送っているのですから中止です。ですから、滑らかだったのに「抵抗」が出てきたら終了のタイミングです。熟練すると抵抗が出たとき、こちらに「しかめっ面」反応を伴います。感覚がシャープになっているのです。

　回す方向は二種です。ネジ釘《くぎ》を抜き取る回転（ビンのフタを開ける回転）が「瀉《しゃ》」で、ネジ釘を押し込む回転（ビンのフタを閉める回転）が「補《ほ》」です。どちらかの動きが「軽やか・滑らか」であるなら、対象の生体（指）がそれを求めているのだから、求められている「瀉」または「補」の動作を続けます。両方の回転ともに抵抗が生じたら終了です。

　初心者は、日常に自分の両手の指で練習すると、練習であると同時に自分の健康法にもなります。足の指にもしてみることをお勧めします。その場合、左足指は右手で、右足指は左手で行ってください。▶

【動画 2】

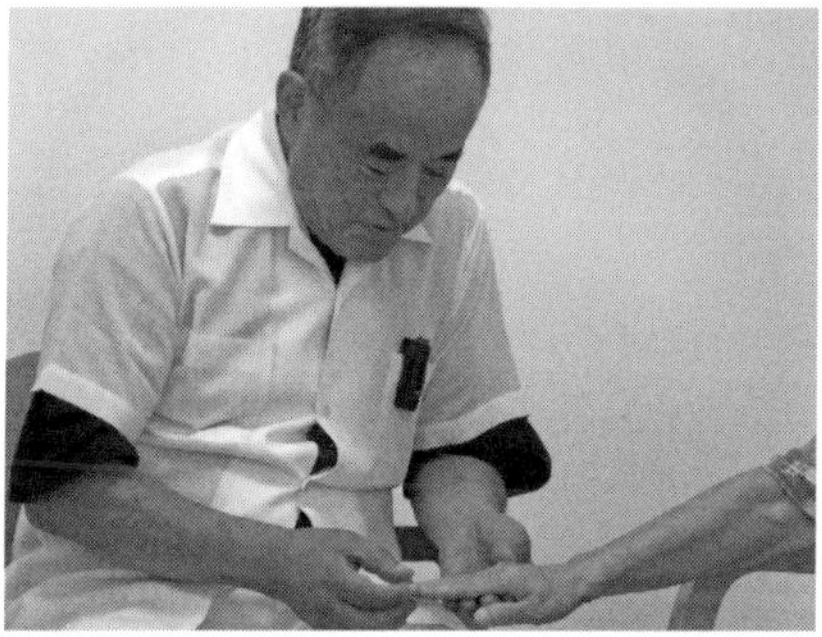

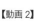

「足指いい子」（第十章参照）には精神症状に関する、すなわち脳に対する素晴らしい効果がありますので、章を改めてお話しします。

初心者は、ここまでの技法を日常健康法として、自身にも家族にもしたらいいのです。家族にしてあげるときは、対面して行うと左右が逆（左を右手で、右を左手で）になるので好都合です。▶ ボクは多くの初心者に、この「指いい子」と「《労宮》を用いた気功治療」（第三章参照）だけを教えて自宅でしてもらい、喜ばれています。

専門家やもっと上達したい人にとっては、ここまでが「感覚訓練第一歩」です。自信を持って「指いい子」ができるようになった人は、「センサーとしての身体《からだ》」の基礎ができたのです。

【動画3】

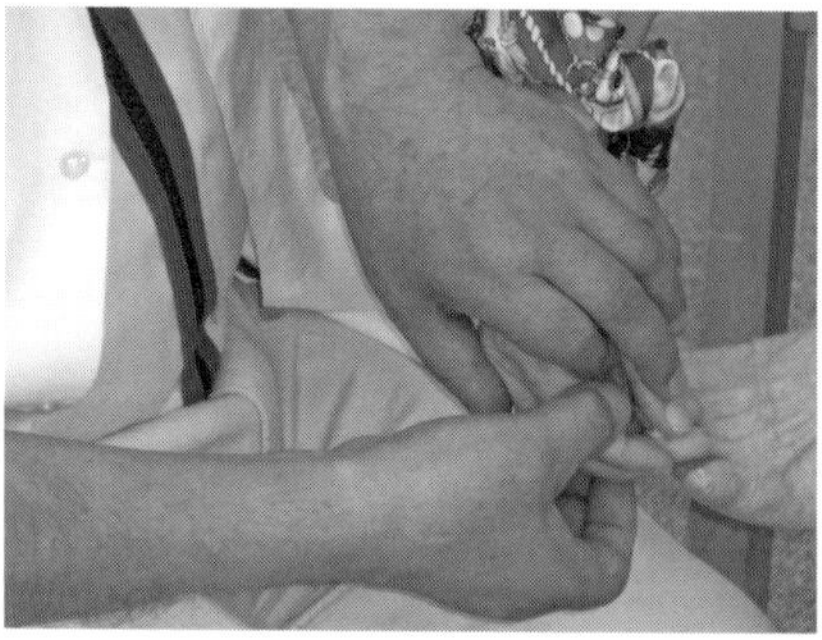

第二章

「センサーとしての身体《からだ》」を育てる

感覚訓練の本格的な段階は、「センサーとしての身体《からだ》」を育てることです。

皆さんは焼け爛《ただ》れた傷口を見たり、嫌《いや》な過去の体験を思い出したり、大嫌いな人のことを思い描いたりすると、思わず「しかめっ面」になりますね。そのとき、顔面筋だけでなく全身の筋肉も縮みます。目を逸《そ》らすと「しかめっ面」は緩みますが、脳の中に不快な「ムッ」という感覚が残ります。これを「邪気《じゃき》を感知した」と言います。はじめは、目の前に登場した人物の全体の雰囲気にこちらの心身全体が反応して、かすかに不快な緊張感が生じます。「この人は何処《どこ》かが、何かが病んでいるぞ」との警戒警報です。日々の生活の中で、少しの修練で、だれでもこの感覚を身につけることができます。

こちらの注意力のビーム（★）が探索して、その人の傷口や苦痛の場所を探し当てると、その探索ビームを逆流して、向こうから「嫌なエネルギー・邪気」が逆流してきて「しかめっ面」、言い換えると「ムッ」とする体感の反応が生じます。「向こう側の邪気を感知した」と意識します。ですから事実としては、こちらの「身体《からだ》」の反応を向こう側へ投影しているわけです。「センサーとしての身体《からだ》」が道具ですから、道具としての感知を鋭くする修練を次にお話ししましょう。

※※※

まず両掌をお椀状に凹《くぼ》ませてみます。お椀の底の一番奥・中心を《労宮《ろうきゅう》》（図3）と言います。手からの「気」が出入りするツボです。左右の《労宮》をピッタリ合わせるときれいな合掌になります。

★48ページの「視線のビーム」を参照。

図 3

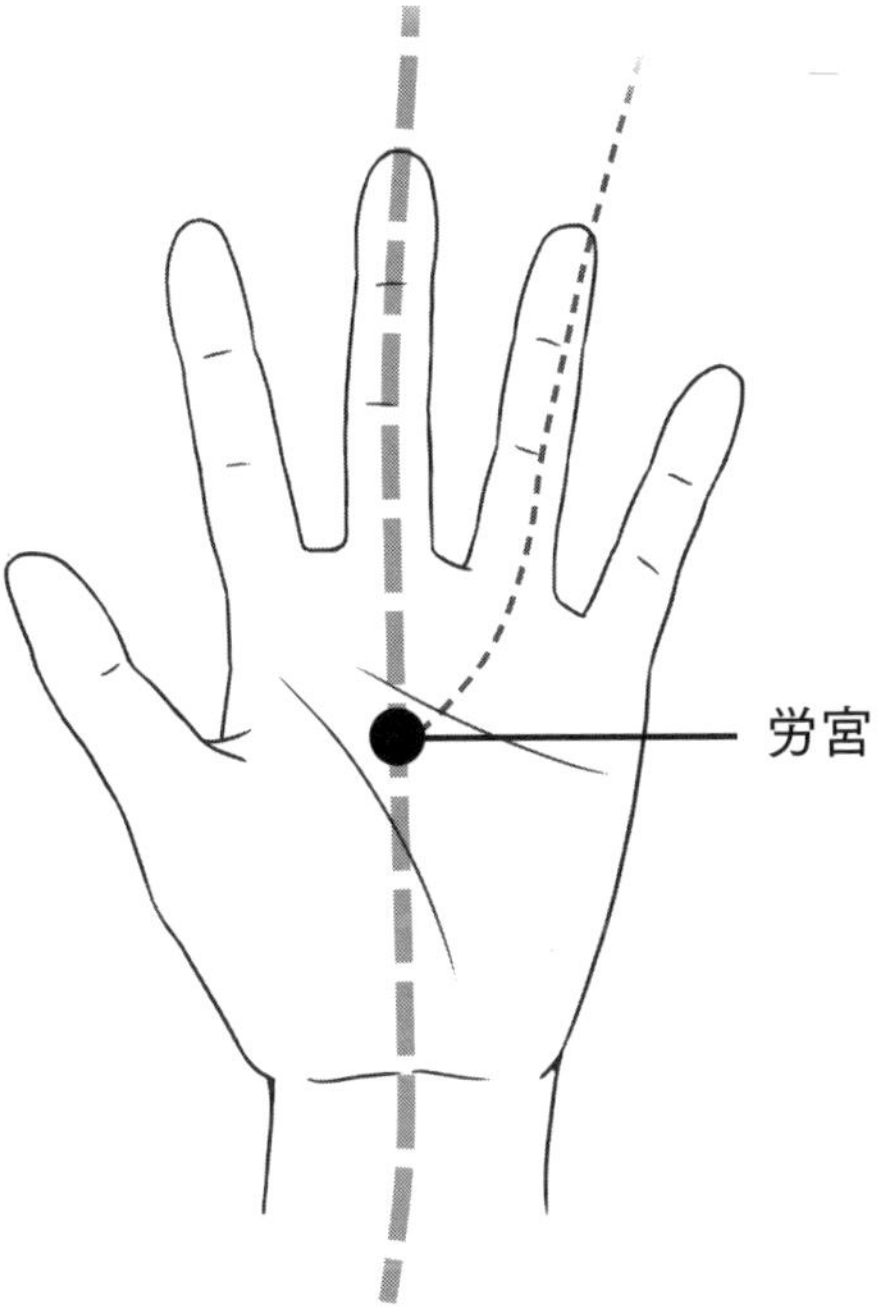

労宮

足底で同じことをすると、足底にも一番凹む所があります。《湧《ゆう》泉《せん》》と言い、ここも「気」が出入りするツボです。

仰向けに寝て「手足合掌」すなわち《労宮》同士と《湧泉》同士を左右合わせますと（図4）、全身が緩み、「しかめっ面」「ムッ」とは反対に、目が開く感じになります。身体全体がリラックスします。左右の労宮と湧泉それぞれが放射する「気」が互いに相手側をリラックスさせている「気持ちがいい」状態への心身の反応です。ですから、暇なときこの姿勢をするのは健康法になります。

次に掌《てのひら》でも足底でも、ツボ同士の合致をほんの少し一ミリメートルほどずらすと「しかめっ面」「ムッ」という心身の緊張が生じ、元に戻すと「スーッ」としてリラックスに戻ります。「センサーとしての身体《からだ》」の「気持ちがいい・悪い」の反応です。これを繰り返して、「センサーとしての身体《からだ》」の感覚を錬磨します。朝夕、布

【動画4】

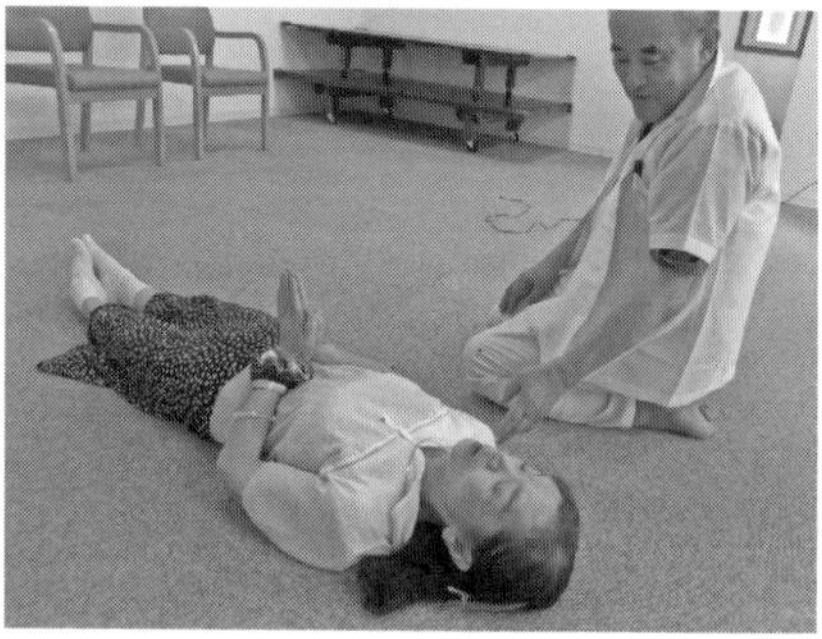

図4

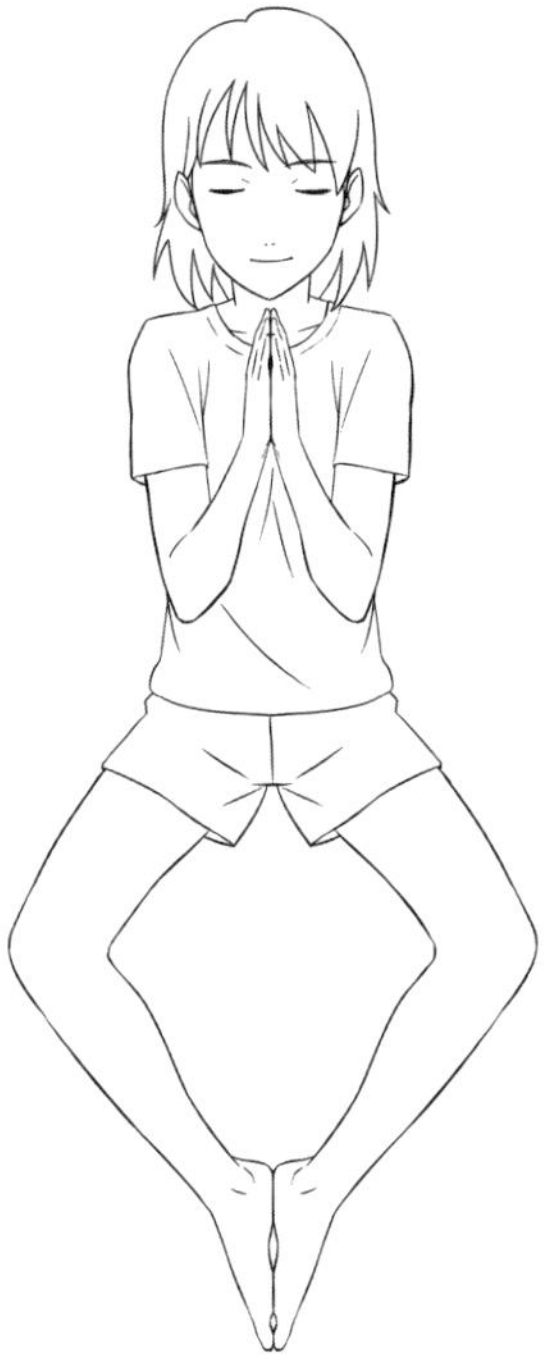

手足合掌

団の中で練習すると、たいていひと月ぐらいで身につきます。そしてここまでくると、初心者用の「《労宮》を用いた気功治療」ができます。

第三章

《労宮《ろうきゅう》》を用いた気功治療

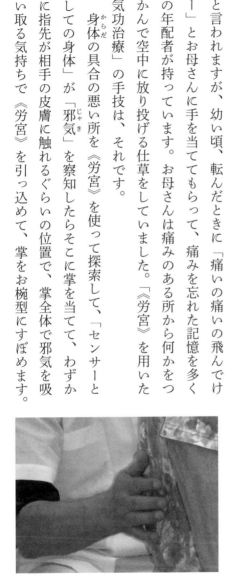

痛い所に手を当てるのが「手当て」の語源だとするのは俗説だと言われますが、幼い頃、転んだときに「痛いの痛いの飛んでけー」とお母さんに手を当ててもらって、痛みを忘れた記憶を多くの年配者が持っています。お母さんは痛みのある所から何かをつかんで空中に放り投げる仕草をしていました。「《労宮》を用いた気功治療」の手技は、それです。

身体《からだ》の具合の悪い所を《労宮》を使って探索して、「センサーとしての身体」が「邪気《じゃき》」を察知したらそこに掌を当てて、わずかに指先が相手の皮膚に触れるぐらいの位置で、掌全体で邪気を吸い取る気持ちで《労宮》を引っ込めて、掌をお椀型にすぼめます。

これは「瀉《しゃ》」の手技であり、邪気を吸い取っているのです。

つぎには、お椀型を平らにして邪気の場所に戻します。《労宮》からの気のビームを押し込む「補《ほ》」の手技です。その具合の悪い場所が「瀉」と「補」のいずれを欲しているかは、「動きのしやすさ・しにくさ」や術者自身の「しかめっ面」反応で判定できます。たとえば、肩の凝っている場所に邪気を見つけて、そこに掌を当て吸い出す動きを繰り返します。すぼめる動きがしにくくなりますと、相手の肩の筋肉が「瀉の終了」を告げているのです。邪気が消え、凝りが軽くなっているはずです。自分で自分に行うときも同じ要領です。

これは感覚の修練法でもあります。細やかな感覚の錬磨のためには「筋肉の力を最小に」して行うことが大切です。

修練が進みますと感知が鋭くなり、邪気の中心に「しかめっ面」反応ではなく、「スーッと爽やかな感覚」が生じるごく小さな「ポイント」を察知できるようになります。「ツボ」（の中心）を察知し

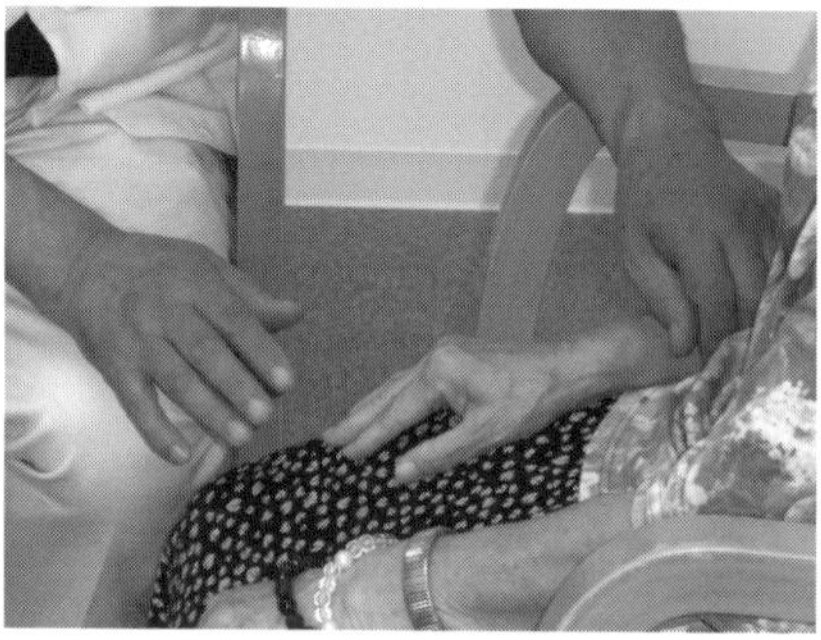

【動画5】

たのです。ここまで来ると、本格的なツボ療法修錬のスタートです。

8の字回し

《労宮》が正確にツボをとらえている、その点（「ポイント」）を中心にした小豆粒《あずき》ほどの小さな8の字をイメージして《労宮》を動かしてみます（図5）。

不思議なことに、8の字を回す方向は決まっています。自然に定まっていて逆には回せません。面白いのは、左右の掌を変えると8の字の回す方向が反対になります。ツボが《労宮》を

図5

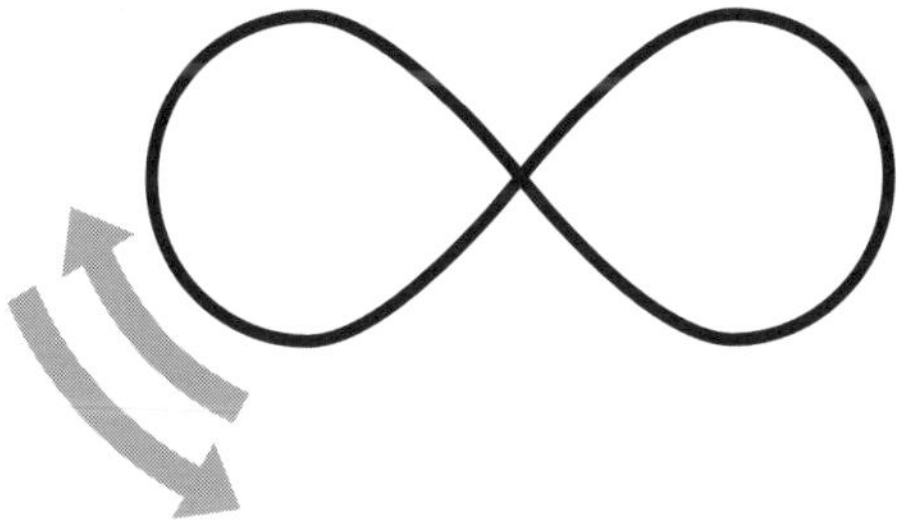

8の字回し

動かなくなるのです。

誘導しているのです。さらに「終了」もツボが指示します。掌が動かなくなるのです。

《労宮》を使った「8の字回し」ができるようになった人は、もう一段上級の専門家向けの手技を練習してみましょう。

図6のように薬指を他の四本の指でくるむようにします。そうすると、《労宮》からの気が薬指に集約されて強力になります。この「薬指からの気のビーム」（薬指の小指側から放射されています。23ページの図3を参照）を使って「8の字回し」をするのです。あとは《労宮》を使う場合と同じですが、ピンポイントで施術ができますので、効果もシャープでさらなる上達につながります。

《労宮》の気が、たしかに邪気のない場所をとらえているのに、8の字がどちらにも回せない場合があります。それは白柳整体の癒着(★)を的確にとらえているのです。ツボは言わば小さな穴であり、癒着は硬い塊《かたまり》で、穴はないのです。両者とも周辺を邪気で囲

★64、68ページ参照。

図6

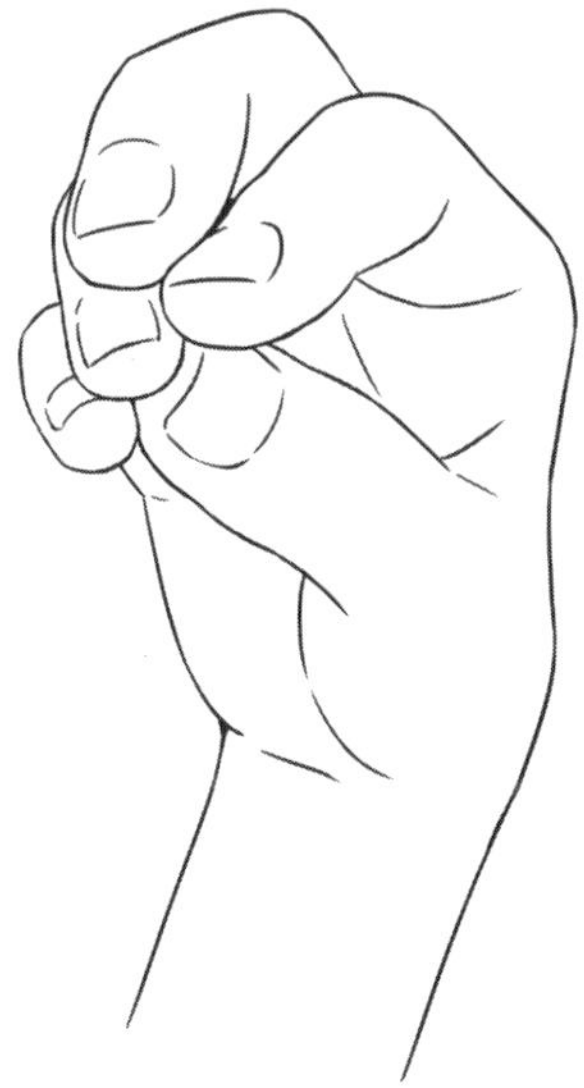

薬指を4本の指でくるむ

まれているのですが、本質は正反対です。

ここまでが初心者用の技術です。日常に役立つツボ療法であると同時に、さらに進んだ専門家向けの技術を身につけるための感覚訓練の効果がありますから、自分や周辺の人をせっせと癒してあげてください。有益・無害であり、さらなる進歩のための自分のための訓練になります。

相手の右半身をこちらの左手で、左半身をこちらの右手で」の原則を忘れないようにしてください(★)。

★ 40ページ参照。

第四章

「気」の治療における基本的心得

専門家向けの技術に進む前に、この本で紹介する気の治療の、全体に流れる基本的留意点をまとめておきましょう。初心者から上級者まで同じように心に留めておいてほしい心得です。

自然治癒力に仕える

「いのちを守る」べく、「外敵を駆逐する」という戦いの意図で目覚ましい成功をあげてきた「医療・医学」は、医療のそもそもの源である「いのちを支える」という初心を忘れてしまい、本質として攻撃の性質を持つ「技」をふくらまし続けています。「成功がもたらした罠《わな》」です。

自然治癒力を主君としてそれに仕える性質の代替医療も「技」「手段」の修練に熱心になると、同じ罠に陥り、主君をないがしろにする手練《てだ》れの家老、というテレビ時代劇の構図になりがちです。操体法の創始者である橋本敬三先生は、弟子たちの施術を観察していて、「自然良能に添っていない」とたしなめられることがしばしばあったと聞きます。「攻撃性」は「意欲」であり、ヒトが地球上に登場したときからの、すべての「技」「手段」が本質として抱える光と闇です。ひたすら主君（自然治癒力）のためを思う忠臣としての心得を折々に思い浮かべましょう。

主体的受動性

人は、いのちの欲するままに生きているわけではありません。外敵に傷つけられていたり、「いろんな事情で」「やむなく」無理な癖を身につけたりしています。外敵からの害が主である場合は、医療が得意とする「悪者退治」が役立ちます。「やむなく」の過程で身につけた癖が今も役立っている場合は、それが不自然で好ましくないものであっても、続けざるを得ませんが、さらなる進歩を妨げて、主君である「いのち」が苦しくなるかもしれません。「いのち」が発する「邪気」は、「もう要らなくなったから、ここを何とかしたい……してほしい」という苦痛の叫びを「いのち」があげているということなのです。それを聞いて最小限の援助を工夫する「技のきめ細かさ」が必要です。そのためには「働きかける技」よりも「察知する技」の錬磨がなにより大切なのです。用いる技の作用をも、リアルタイムで監視し続け、やりすぎを自制するのに使うのです。「切れ味の良い技」は劇薬ですし、施術者を「攻撃作業への耽溺」へ誘惑する麻薬です。

「働きかける技」をきめ細かくするもう一つの工夫は、かすかな微量投与での反応を察知することです。主君である「いのち」の「窮屈感・不自由感」の軽減が指標です。具体的には「気の流れ」の改善を反映する「目がパッチリ」が指標になります。

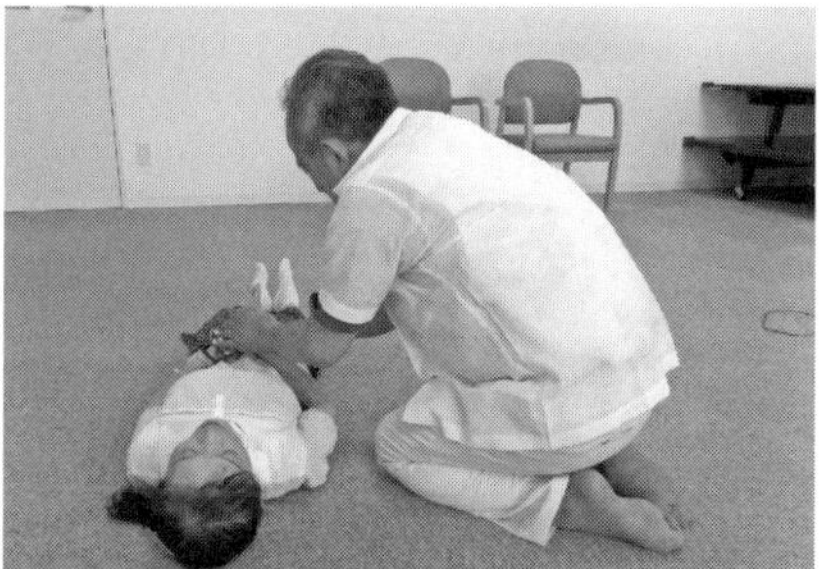

いのちの意向に添うのは「受動性」ですが、その姿勢を施術者という主体が選んで、それを尊重して進んでゆこうと決心しているのですから、「主体的な受動性」です。いのちに関与するすべての職種の人々に推奨できる心得です。「主体的受動性」は達人の技への道程です。「鍼が吸い込まれるツボ」（57、59ページ参照）はその一例です。

筋肉の力を最小に

「切れ味の良い技」を目指すことの最悪の影響は、作用の活動（手応え）のほうへ注意が取られて、察知する感覚が鈍磨しがちになることです。それを防ぐには、可能な限り力を減らすことです。具体的には、筋肉の力と作業量とを小さくすることが、作用感覚と察知感覚との育成のコツです。

筋肉を使うのは、のちにお話しする「気の鍼」（ツボから放射される気のビーム）をねじる（★）ときです。「指いい子」のなでる動きも

★78ページ以降参照。

そうです。指先の力を最小にして（そのためには全身の筋肉の緊張もゆるめて）気の鍼や手首をねじると、「気の鍼」の刺し込む方向、手首をねじる回転方向、対象としている病の現場からの邪気の薄れていく様子、「気の鍼」や手首の回転に抵抗が生じて生体が「やめてくれ」と伝えてきている瞬間、などを察知できるようになります。これが練達です。

《労宮》を吸盤として使う手技のときも事情は同じですし、優しい気分で行うのがコツです。そのことを示そうとして、呼び名や呪文を「指いい子」にしたのです。

のちに述べる白柳整体の手技は癒着剝《は》がしですから、指先の筋肉の力が必要です。しかしこの場合も必要最小限の力を使い、「剝がれていく、柔らかになっていく」感触を察知しようと留意するのが、技の上達に役立つだろうと思います。人生全体に応用できる心得かもしれません。

瞑眩《めんげん》

施術は、ゆがんだなりに保持されていたバランスをいったん崩しますから、それを立て直して、新たなより良いバランスに調整しようとする自然治癒力の動きが、生体機能の揺らぎとして生じます。「有害作用」ではなく、コトバの本来の意味での「副作用」です。これが「瞑眩《めんげん》」です。

「好転反応」とも呼ばれ、誤った治療による「悪化」とは異なりますが、判別は難しいです。次のような差異があります。

一、大きな変革ほど、瞑眩が起こりますから、当然、標的とした邪気が消滅あるいは著明に薄れ、それにまつわる症状が消えたり軽減したりしています。

二、瞑眩の症状の中核は自律神経支配領域の症状です。言い換えると更年期症状に似ています。なぜなら、更年期症状は自然に生じるバランス再調整の揺らぎが、主として自律神経症状として自覚されているからです。

三、瞑眩は数日で消え、あとに「生まれ変わった」「目がパッチリ」の体感が残ります。

ですから、瞑眩の期間はできるだけ安静を保って、「いのち」がバランス回復作業に専念できるように配慮するのが大切ですし、少しの崩しと少しの瞑眩を繰り返してゆくのが真の達人の技です。自然治癒に似ているからです。

左で右を、右で左を

手足を合掌するとリラックスできるのは、左右が互いに対峙して相手側を癒しているのです。「作用・反作用」の関係です。

そこで連想するのは「おんぶと抱っこ」です。お母さんの背中におんぶしているときは、二人の左右は一緒になっています、しかも互いの皮膚の接着面積は最大限です。溶け合い一体化した状態です。

抱っこは二人の左右が対峙している状態です。「作用・反作用」の起こる状況です。近年、抱っこ紐が普及して、おんぶが少なくなっています。皮膚の接着面積は少なく、互いに見つめ合う活動が多くなっています。

乳・幼児期の一定期間のおんぶ体験は、その後の人生の対人関係で時として必要となる「一体化感覚」の脳基盤を養成する上で、不可欠であろうと思います。この期間が十分に体験されることが、「安心する能力」を育てると思います。対峙する関係は「自他の分離能力」の育成という次の成長段階です。

施術にあたっては、「左で右を、右で左を」の原則が有用です。相手の左半身を右手で施術します。原則としてはそうですが、運用にあたってはいろいろと工夫があります。

まず自分で自分のツボ・経絡を触知するときも、左・右の原則を用いますが、背中側は手が届きません。その際は、「薬指からの気のビーム」をうんと延長して背中側まで届けて探知を試みると上手くできます。

また、相手の右半身に両手で施術をする場合は「その場所のよ

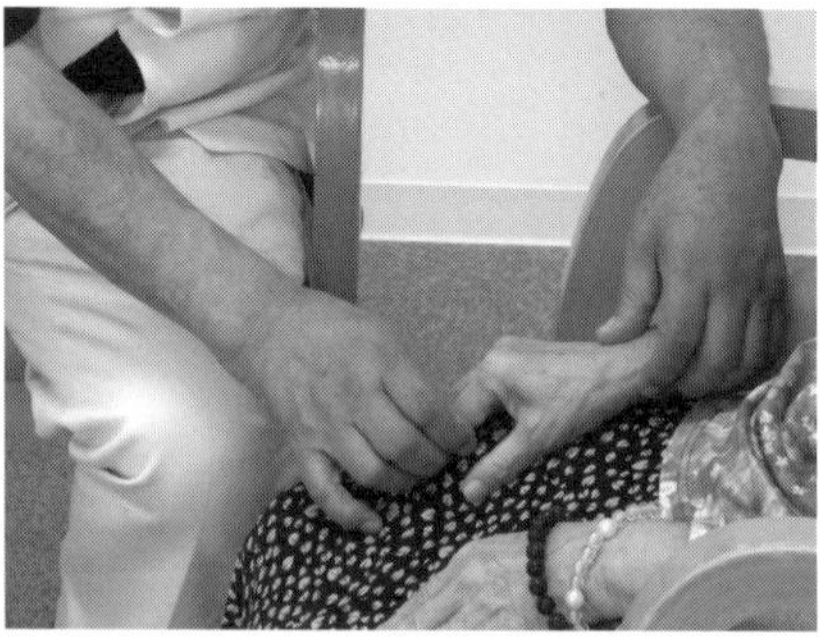

り左を右手で、より右側を左手で」施術します。操体法をするときなどです。当然、自分で自分を治療する際は両腕を交差させることになります。▶

【動画6】

すべてはイメージである

医療の最先端で、手術用ロボットというものが使われています。ミリ単位の細かな手術を正確に行える凄い機械です。それはベテラン医師の指と接続されていて、医師は拡大鏡で観察しながらロボットを操って細かな手術を行うのです。

これとほとんど同じことをイメージで行います。

まず、次章で詳しく述べる探索のための「気の膜」(★)はイメージです。それを持って使う手もイメージにします。イメージの手は実物の手と接続されています。「気の膜」は、ズーッと伸びた「イメージの腕」の先に付いていて、実物の腕と指の動きに連動して動くのです。

★49ページ以降を参照。

熟練すると、イメージの腕は要らなくなります。空中に浮いている「気の膜」をドローンのように操っている感触になります。

このイメージができるようになると、離れた位置からも「気の探索」や、「気の治療」や、「気の操体法」ができますし、電話で話しながら相手の身体を思い描き、その身体像を相手にして、「気の膜」で診断し、「気の鍼」での治療もやれるようになります。このときも、左・右の原則で行います。

この本で書いていることのほとんどは、イメージで行うことができますし、下半身や背中には実物の指は届きませんので、すべてイメージで行っていると理解してください。

ただし白柳整体の「癒着」は解剖学的実体ですから、実物の竹串を用いなければ治療はできません。白柳整体については、イメージは探索ができるだけです。

第五章

探索と施術のカギはビーム

「経絡・ツボ療法」とはビーム（気の放射）を駆使する療法です。
まず、ビームについてお話ししましょう。

生体側が用意しているビーム

①「本丸（「病の現場」）（★）のツボ」から真っすぐに立ち上がるビーム（図7）

これは《労宮》からのビームを使って治療するときに、沿わせる（二つのビームを重ねる）のに役立つだけです。

②「経絡上のツボ」から経絡の流れに沿って、経絡の末梢方向へほぼ三〇度の角度に立ち上がっているビーム（図8）

★第七章●64ページの「三種類の邪気の本質と判別」の項を参照。

図7

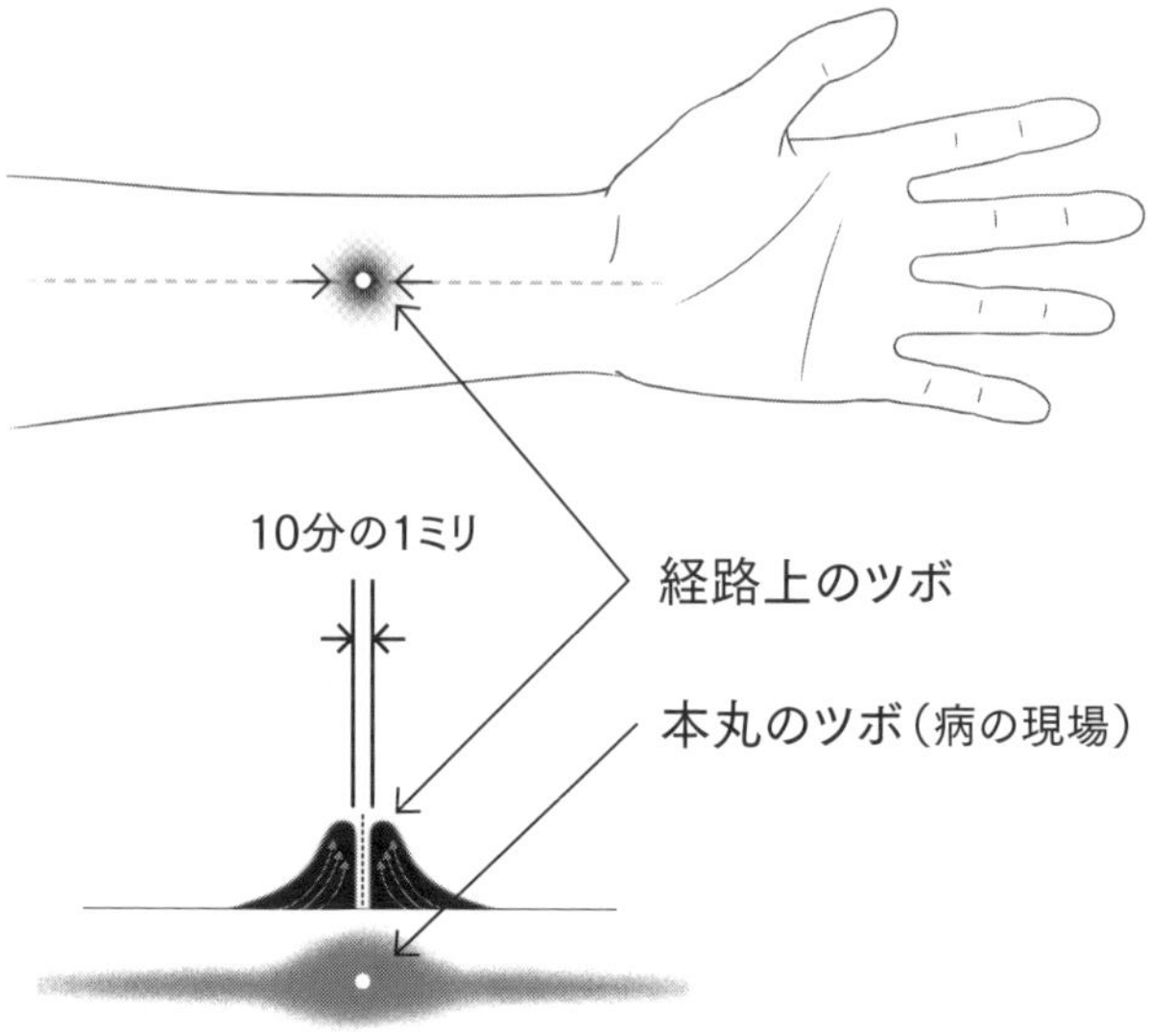

「本丸のツボ」から真っすぐ立ち上がるビーム

図8

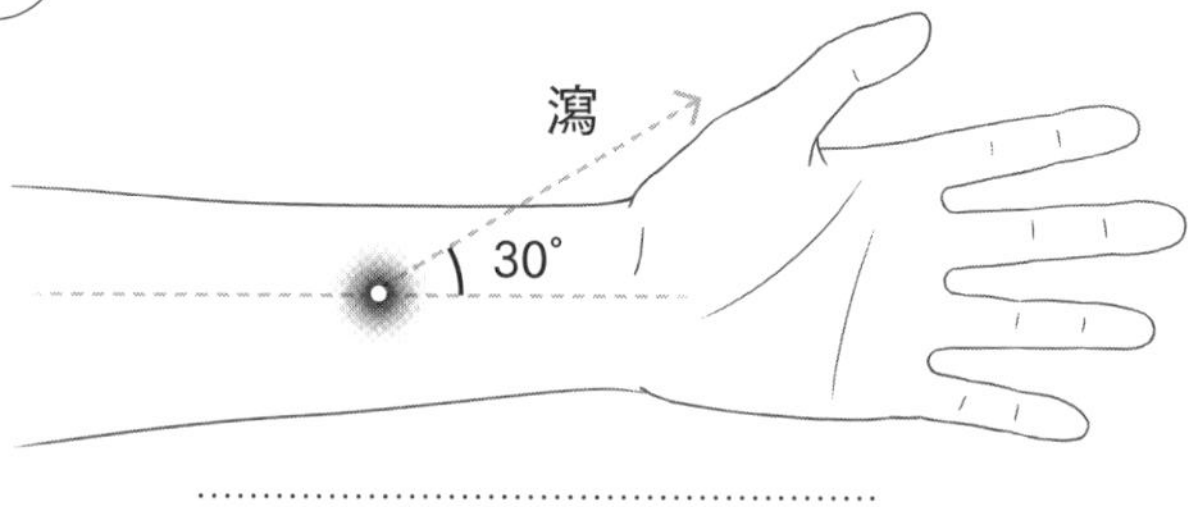

「経絡上のツボ」から末梢方向へ30°のビーム

これは「瀉《しゃ》」を求めているビームです。

③「経絡上のツボ」から流れに沿って、しかし中枢方向へほぼ四五度の角度に立ち上がっているビーム（図9）

これは「補《ほ》」を求めているビームです。

施術者側が用意しているビーム

①《労宮》から垂直に立ち上がっているビーム

これは《労宮》での治療に用いるときと、おおまかに邪気のありかを探索するときとに使います。多くの鍼灸師が探索に用いています。

図9

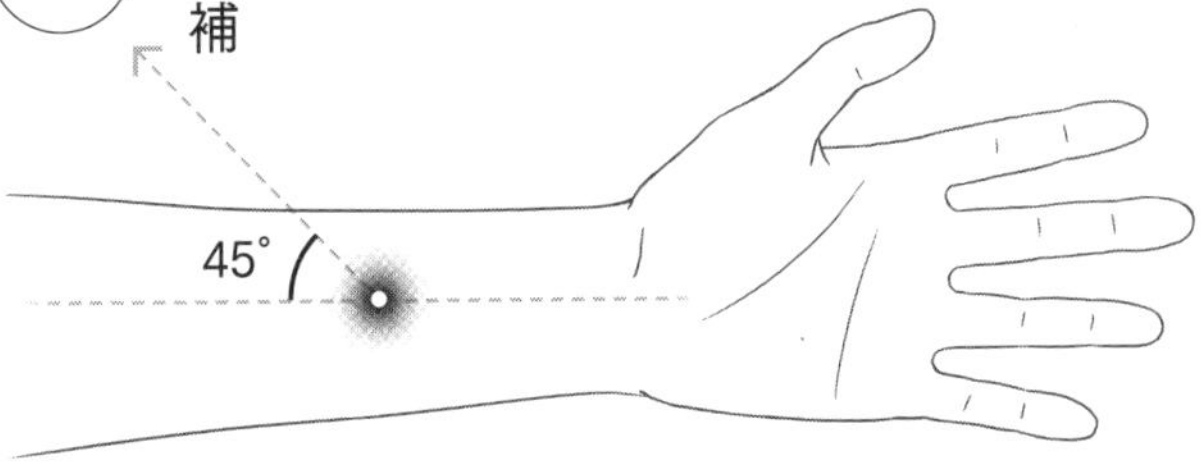

「経絡上のツボ」から中枢方向へ45°のビーム

図10

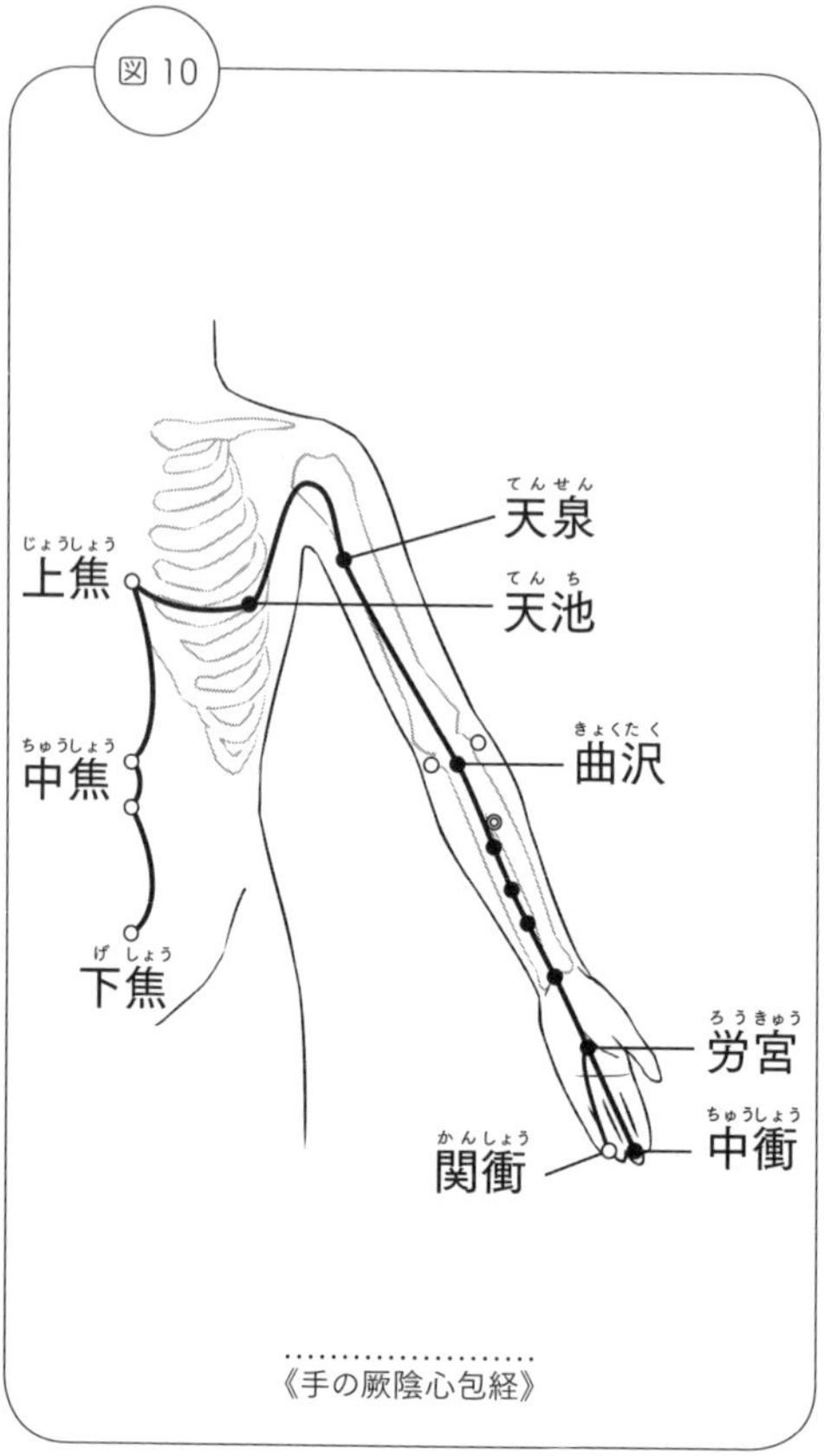

《手の厥陰心包経》

②薬指の先端の小指寄りから放射しているビーム（★）

これは最も重要なビームです。《労宮》は本来＊《手の厥陰心《けついんしん》包経《ぽうけい》》（図10）に属し、その経絡は中指から放射されているのですが、ボクの観察では《労宮》の所で一部が分かれ＊《手の少陽三焦経《しょうようさんしょうけい》》（図11）に合流して、薬指の横を通って指先か

★ 23ページの図3を参照。

＊《手の厥陰心包経《けついんしんぽうけい》》 巻末付録4の〔9〕も参照。

＊《手の少陽三焦経《しょうようさんしょうけい》》 巻末付録4の〔10〕も参照。

図 11

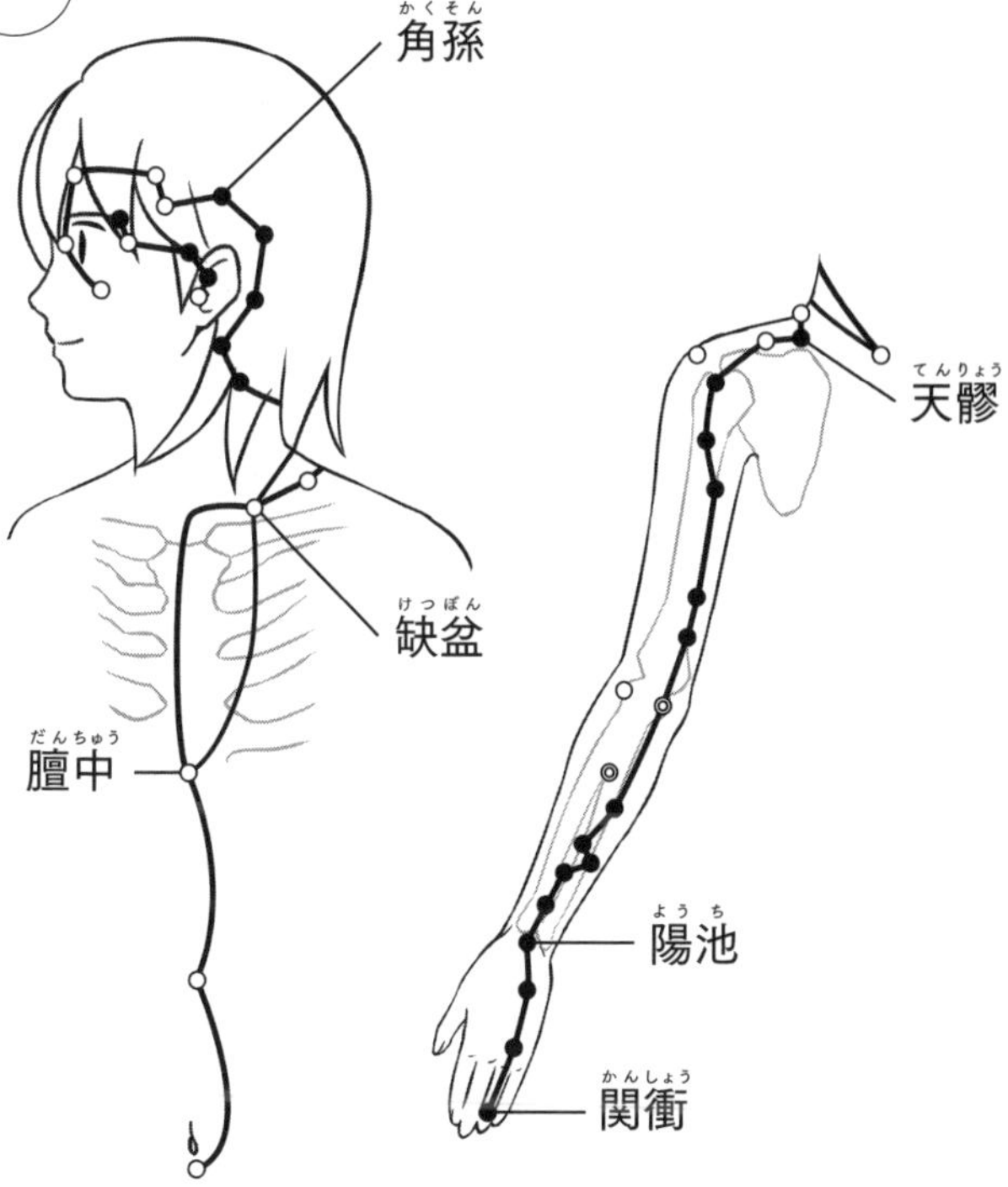
角孫《かくそん》
天髎《てんりょう》
缺盆《けつぼん》
膻中《だんちゅう》
陽池《ようち》
関衝《かんしょう》

《手の少陽三焦経》

ら細い「気のビーム」（次の「③視線のビーム」を参照してください）として放射されています。ですから、薬指は特別な機能を備えています。《労宮》から中指の中衝《ちゅうしょう》を通って直接外へ放射されるときは、直径一ミリメートルほどの太い気の放射ですが、薬指の関衝《かんしょう》からは毛筋ほどの細い気の放射です。この「薬指から放射されている細い気」を邪気の探査ビームとして使うことができるのです。

③視線のビーム

修練が進むと、自分の視線を《労宮》からの直接のビームと同じように使うことができるようになり、《労宮》つまり掌をかざすことなく、視線のビームでおおまかに全身の探索ができるようになります。「邪気が見える」と表現したい体験です。熟練すると、視線の代わりに「注意・意識」で同じことができます。体感としては視線が肉体としての目から離れてドローンのように空中に浮かび、意識で操られているイメー

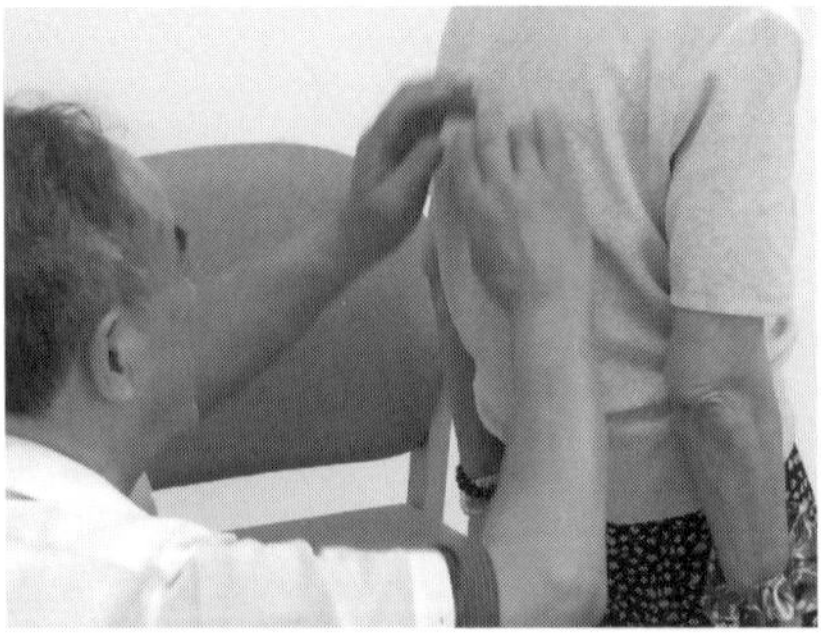

ジです。ですからこれを、「気のビーム」と名付けました。

④「気の膜」

邪気が「見える・感じ取れる」ようになると、一人の人の全身のあちこちに多数の邪気を同時に感知するようになります。次の項で述べるＡＢＣの「三種の邪気」が、全部一緒に感知されるからです。そのままでは「治療」に進めません。これからしようとしている「治療」に使う邪気がどれであるかの選別が必要になります。

これまでお話しした諸技法を用いて虱潰《しらみつぶ》しに選別を行うのでは、手間がかかります。そこでスピード・アップと鋭さアップのために開発したのが④の「気の膜」です。

夜店の金魚すくいの網をイメージしてください（図12）。あれと同じ形で直径一〇〜二〇センチメートルほどの気の枠（軀幹《くかん》を探査するときには直径五〇センチメートル）に、紙ではなく気の膜が張られ

図 12

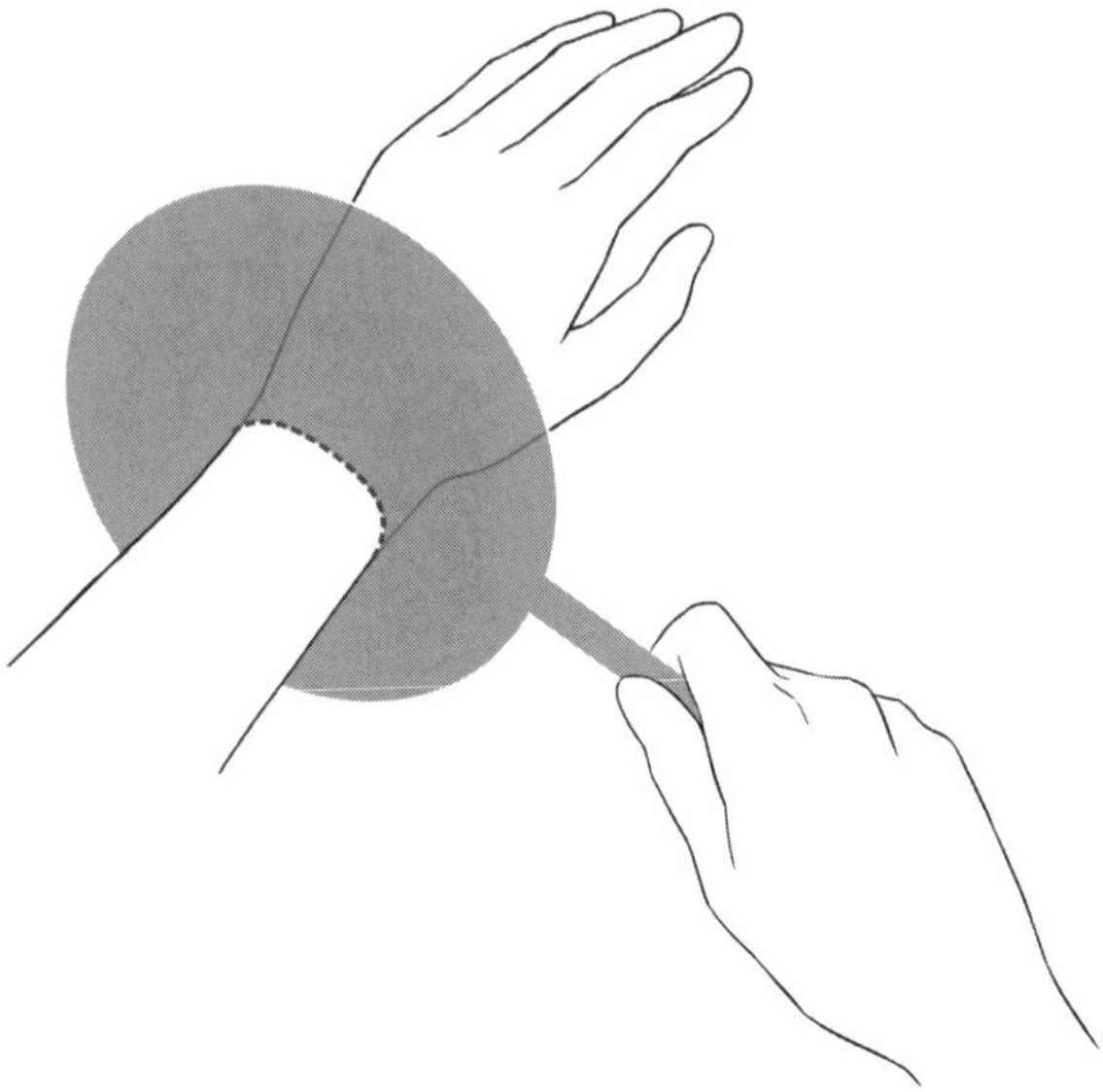

気の膜

ているイメージです。これを探索の道具にします。▶

【動画 7】

三種類の邪気

まえがきで述べましたように、治療を求めている、「邪気を帯びた経絡」だけが浮き出てくるのは好都合ですが、察知の能力がこの熟練段階に至ると、重要な壁に突き当たります。「三種類の邪気」の判別です。邪気の察知の感覚では「しかめっ面」「ムッ」だけをセンサーにしますので、本質の異なる三種の邪気の見分けができないのです。

その三種とは、次の三つです。

A　病の現場すなわち「本丸」の邪気

B　「経絡上のツボ」の邪気

C　白柳整体が標的とする「癒着」の周りの邪気

三種の邪気の判別については第七章で詳しくお話ししますが、探索の段階で次の感知が可能です。

Aの「本丸の邪気」は病者の苦痛感を伴っていますから、通常は容易に特定できます。その邪気にこちらの意識の半分を置いた状態で、「気の膜を張った網」を四肢末端や頭部から始めて移動させてゆきます。「フッ」と気の膜の動きが止まります。「しかめっ面」反応が伴います。「センサーとしての身体《からだ》」が邪気を感知したのです。

同時に本丸の邪気の強さが淡くなったら、その瞬間、今の「気の膜」の平面が「経絡上のツボ」（B）、あるいは「癒着」（C）をとらえているのです。

気の膜をそこに留めて（注意を留めておく）、もう一枚の気の膜を交差させ（図13）、角度を変えながら探査すると、ツボの正確な位置を、二枚の膜の交差によってできる線上のどこかに同定できますから、位置だけは確定できます。▶　B・Cの判別は第七章でお話しします。

【動画8】

図 13

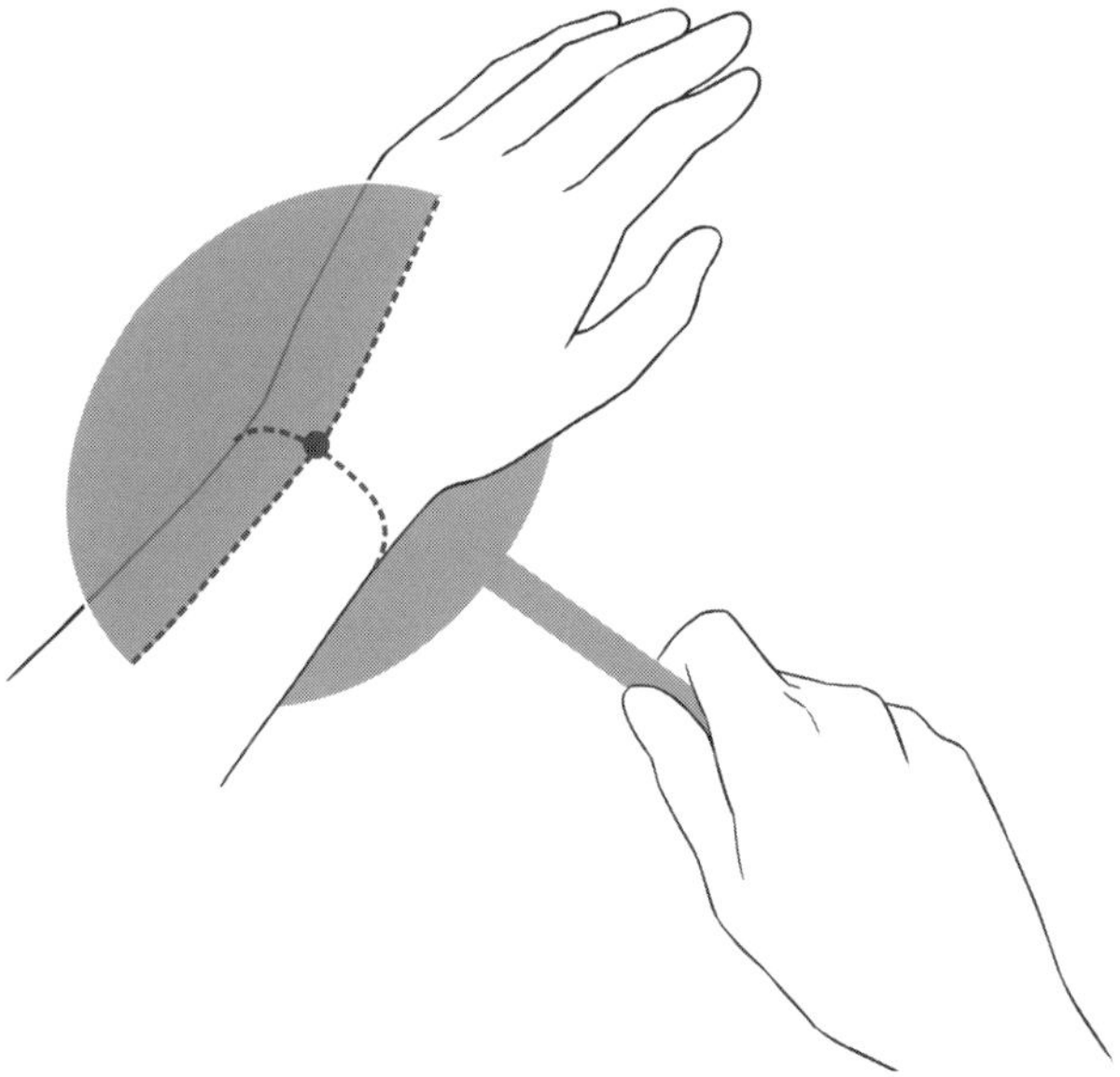

気の膜の交差

第六章

ツボの本質についての体験と仮説

具体的な技術に進む前に、「ツボとは何か」についてのボクの考えをお話ししておきましょう。

一言で言うと、見えている「経絡」上にあり、邪気が濃く、経絡が腫《は》れたように見えるのが「ツボ」です(★)。

この定義には一つ困った点があります。

第三章でお話しした《労宮》を用いた気功治療でのツボは、「経絡」上ではなく組織が苦しんでいる現場のほぼ中央あたりにあることです(「本丸のツボ(病の現場)」と呼んでいるものです)。しかもそこから「気の鍼」のビームも出ているのです。おそらく組織が助けを求めて「ツボ」と「ビーム」を用意したのであり、それを経絡上のツボから放射される本来のビームと同等に扱うのは当を得た処遇でしょう。

★ 44ページ図7の下図参照。

自分の身体についてツボ探知の練習をするとき、《労宮》からの気のビームで見つけたツボの周辺に注意を集中し、身体のそのあたり全体を膨らますイメージをしながら息を吸い、縮めるイメージをしながら息を吐きます。そのとき皮膚の開口部（皮脂腺や汗腺）からも息が出入りすると「空想」して呼吸しますと、浮き出ていたツボや経絡が消えたり、淡くなったりすることがあります。

ただこれは、浮き出ている経絡やツボが見える段階に到達した人にしかわかりません。

科学的には、ヒトには皮膚呼吸の能力はありませんが、日常生活の中で、山や海などの雰囲気の良い所では全身の皮膚で呼吸するイメージを持ちますし、そのほうが呼吸器だけで呼吸をするイメージよりも「気持ちがいい」と感じます。

そこで、次のような「物語」を作ってみました。鍼治療の現場で作業仮説として使える「物語」です。

物語

進化の頂点にいる哺乳類は皮膚呼吸の能力を捨てていますが、捨てるにあたって、皮膚呼吸が担っていた全身各所の相互間調節作用（おそらく気の流れ）を「経絡」という形で残しました。

ちなみに、オオトカゲの画像を見ると、ヒトよりもくっきり、経絡が浮き出て見えます。ただしすべての経絡が浮き出ています。遊びとして試して御覧なさい。

経絡の働きが鈍ってきた（流れの停滞）ら、皮膚呼吸をしていた爬虫類《はちゅうるい》時代の機能の残渣《ざんさ》を引っ張り出して「ツボ」という機能として用い、「気」を外界とやり取りする（良い「気」を吸って、悪い「気」を排出する）ことで、経絡のリフレッシュ（流れの改善）を図るのです。その自然治癒力の働きを誇張して、寄り添って援助するのが鍼灸・気功などの治療です。だから、治療は良い「気」の充満している場所で行うのが原則です。

以上の「物語」と現場での感触とを辻褄合わせして描いたのがツボの立体図です。44ページの**図7**をご覧ください。

体表で察知するツボは深部への通路です。経絡とツボとの関係は下水道とマンホールの関係と同じです。流れが停滞してそれをリフレッシュするのに適切な場所に、生体が蓋《ふた》なしのマンホールを設置します。マンホールの直径は一〇分の一ミリメートル以下です。

穴の周辺を邪気が取り巻いていますが、その性状は台風と同じで、穴に近づくほど邪気が濃くなり、その頂点すなわち台風の目に当たるとストーンと邪気が消失します。言い伝えによると、鍼の達人はツボに鍼を刺すのでなく、ツボが鍼を吸い込んでいったそうです。ツボの目を正確にとらえているからでしょう。

「経絡上のツボ」の重要な特徴は、ツボの目からは一本の線状の細い「邪気」が吹き出していることです(★)。目で確認するのはな

★これも44ページの図7を参照。

かなか難しいでしょうが、ツボの上空を薬指からのビームで横切ろうとすると抵抗にぶつかることで邪気の線が感知されます。

これが顕著なのは「四肢の指先から放射される邪気のビーム」です。四肢に浮き出ている経絡は指先が終点ではなく、そこから真っ直ぐに空中へ放射されています。「まえがき」で述べましたように、これと同様の記述が中国の古典にあるそうです。

施術が成功すると線は消滅します（おそらく、淡くなるのでしょう）ので、治療成果の判定にも使えます。皮膚上のツボからも同じ邪気のビームが噴出しています。これらをすべて「気の鍼」と呼んでいます。従来の「鍼」すなわちこちらが用意する金属鍼の代わりにこれを治療の道具として使うからです。

二種の気の鍼

「気の鍼」の性質と構造には二種あります。一つは、「瀉《しゃ》」（ビンのフタを開ける回転）を求めているツボ（★）から放射されるもので、こ

★44ページの図8を参照。

の「気の鍼」は、経絡の末端へ向けておよそ三〇度の角度で伸びています。もう一つは、「補《ほ》」（ビンのフタを閉める回転）を求めているツボ（★★）から放射されるものです。この「気の鍼」は、そこから経絡の元の方向へ四五度の角度で伸びています。

このことが、あとで「泉の気功」のお話をする際に意味を持ちます。

本物の金属鍼を刺す場合は、気の鍼に重ねて一体化するように、つまり気の鍼の流れと逆流するように刺します。そうすると金属鍼が吸い込まれるだろうと思います。プロの方は試してみてください。台風の目が陰圧であることを連想します。

ちなみに、台風の目と似た邪気の特徴（中心部で邪気が消えている）は白柳整体（★★★）の癒着部分にもありますが、決定的に違うのは、癒着はその中心部からは「気の鍼」の放射も吸い込む力もなく、「薬指からのビーム」を用いて上から触ってみると、穴であるマン

★★ 45ページの図9を参照。

★★★ 127ページの付録1を参照。

ホールとは逆の、硬くて外部を受け入れない「栓」の感触があり、「癒着」の意味に合致します。

残念ながら、先の物語では「空中のツボ」(★)を説明できません。おそらく、生体を取り巻く「気のバリア」があり、経絡からの「気のビーム」がバリアと出会った所が「空中のツボ」となるのだろう、さらにその先へビームが伸びているのもそれで説明できる、と今のところ考えています。

生体を取り巻く「気のバリア」の詳細については別の本『心身養生のコツ』(★★)でお話ししています(77〜78ページ、100〜102ページ参照)。

★ 73ページ以降を参照。

★★『心身養生のコツ』岩崎学術出版社、二〇一九

第七章

ツボを探し判別する

ツボを把握する

ではいよいよ、専門家向けのツボ療法に進みましょう。まずツボを把握する技術です。労宮からの「気のビーム」や「気の膜」を使って、生体の邪気のおおよそのありかを探知します。そして、邪気が「そこにある」と感じ「強弱・濃淡」を感知し、しかもビームを外して、「そこにある」邪気に意識の半分だけを留めて（残像感）、感知によって生じた、こちらの身体の緊張状態（＝「ムッ」）を維持できるようになりましょう。「気の鍼」を用いた治療を行うのにはこの段階までの感知能力が必須です。諦めずに練習を続けてください。つまるところ、意識の二分割技術です。

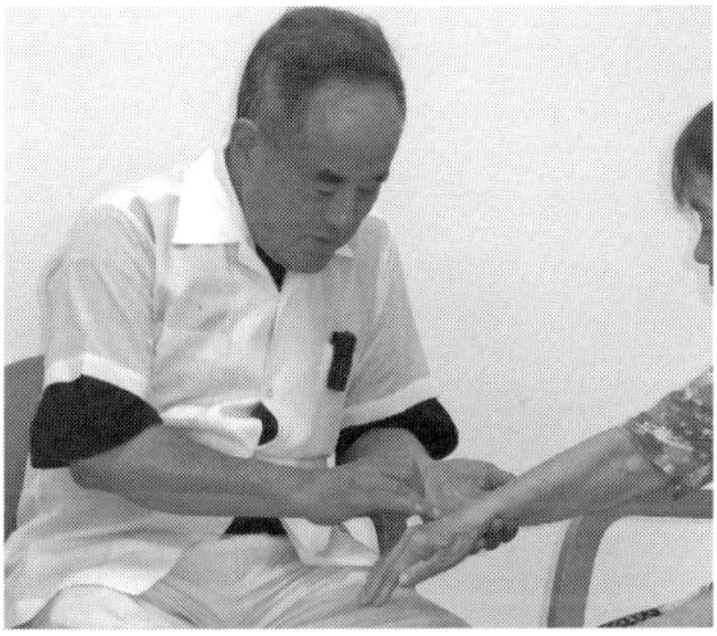

経絡の探知

次は経絡の探知です。「視線のビーム」を使っての感知はまず、経絡の感知から練習するのがよいです。前腕か下腿の表面を横切るように視線のビームを動かすと、動きが阻止される体感すなわち「しかめっ面」の感覚がこちらに生じます。ビームを当てる位置を少しずつ上下にずらして横切る動きを続けると、「しかめっ面」の生じる場所が一本の線のような残像として残ります。邪気の線です。これが「いま浮き出ている経絡」です（図14）。

以上のやり方も理屈も「薬指のビーム」(★)の使い方と同じです。ですから、はじめは皮膚に接触して、薬指からのビームでなでる方法で練習し、次には皮膚から離して薬指のビームでなでる方法にしましょう。 皮膚から離しているので、自然に視線のビームとの共同作業になります。「残像感」が濃いものになります。

練習を重ねると、残像の感知が速やかになります。自覚体験としては「経絡が見える」能力の完成です。

★30ページ、40ページ、46ページなどを参照。

【動画9】

図 14

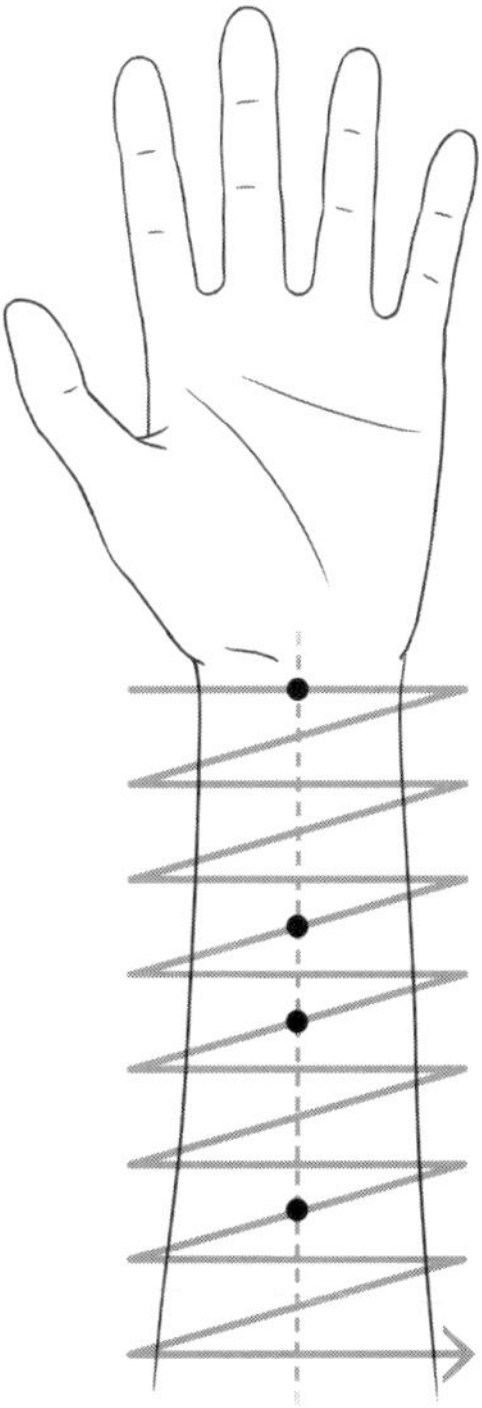

視線のビームの動きと浮き出た経絡

経絡の図が描かれている簡単な本を参照してその経絡の名称を確かめるのは楽しいし、古人が与えた名称から思いつきを広げる作業ですが、この本での治療技術としては、差し当たり必要ではありません(★)。

せっせと練習を重ねて、即座に探知できる能力を磨くことのほうが必要です。

★興味のある方は、巻末付録3、4を参照。

上達すると、視線からのビームを突き刺すことで、服の上からでも皮膚上の経絡を感知できるようになります。

三種類の邪気の本質と判別

第五章でもふれたように、生体からの邪気には、本質の異なる三つの邪気があります。本質的判断は局所(図7参照)から立ち上がる「気のビーム」の差異です。気のビームを感知できる段階の人は容易に判断ができます。

A　病の現場すなわち「本丸」の邪気：本丸では気のビームはツボから真っ直ぐに立ち上がっています。

B　「経絡上のツボ」の邪気：これも本質として本丸ですから、「気のビーム」は真っ直ぐに立ち上がりますが、穴の感触がありません（59ページ参照）。

C　白柳整体が標的とする「癒着」の周りの邪気：これも本質として本丸ですから、「気のビーム」は真っ直ぐに立ち上がりますが、穴の感触がありません（59ページ参照）。

では次に、それぞれの本質についてお話しします。判別にも役立ちましょう。

◇A 病の現場すなわち「本丸」の邪気

「本丸」（＝病の現場）では、そこをなんとかしようとする周辺の健康な生体との間に闘争が起こりますので、邪気が生じます。

医学的には炎症や浮腫が生じています。あるいは軽度の血流増加のときもありましょう。

打ち身など体表の場合は痛みや熱などの苦痛が伴いますが、体内の深部の、小さな癌や脳梗塞などでは局所の苦訴はありません。経絡でつながっているにしても、皮膚上に浮き出ている経絡と病の現場「本丸」（A）とは離れているのが普通ですから、互いのつながりを直接に確認するには高度な熟練を要します。実用的な方法を以下に紹介しますので練習してください。

まず、浮き出ている「経絡上のツボ」（B）を探し当てて、そこへチョット「気」を送ってみる（注意・意識を向けるだけです）と、残像としての「本丸」（A）の邪気の強さがやや薄くなりますし、逆に「本丸」（A）の邪気にチョット「気」を送ってみる（注意を向ける）と、残像としての「経絡上のツボ」（B）と経絡がクッキリしますので、両者のつながりが確認できます。すなわち「本丸」と「経絡上のツボ」と「経絡」とのセットが推察できます。

いま一つ、経絡と紛らわしい邪気があります。神経痛です。これ自体が「本丸」です。

末梢神経が浮き出て見えるので、慣れないうちは経絡と見間違えますが、経絡よりもクッキリしていること（本丸の特徴）、見えている「線」上のどこにもツボが見当たらないこと、末梢から遡って辿ると脊柱の神経開口部に到達し、そこを押すと「線」全体の神経痛（痛みの感覚）がはっきり増強することなどで、経絡と区別できます。

体全体の歪《ゆが》みがその関節部分に歪みやズレを引き起こし、神経を圧迫した結果の痛みですから、橋本操体法(★)をしたり、白柳整体の「癒着」を探し出してそこにチョット気（視線のビーム）を送ってみたりすると、痛みが軽くなり、経絡風の線状の邪気全体が淡くなるので、診断できます。

★4ページの脚註を参照。

白柳整体のごく初歩の手技を、この本の末尾に「付録1」として紹介しておきます。橋本操体法についてはたくさんの成書が市販されていますので、インターネットなどで検索してみてください。

◇B「経絡上のツボ」の邪気

ツボは「見えている経絡」の流れの一部分の、邪気が濃く膨らんだように見えることで感知できます。あくまでもツボは経絡の一部です。加えて、「経絡上のツボ」（B）の中心を「薬指からの気のビーム」で探し当てると、そこから「ツボからのビーム」、別名「生体が用意している気の鍼」が放射されています。経絡の流れの先の方向へ三〇度の角度で放射されている「瀉」あるいは元の方向へ向かって放射される「補」のいずれかです。「経絡上のツボ」の確証です。

そして多くの場合、皮膚の上に一本の線のように感知される経絡の途中に、複数個のツボが見えます（感知できます）。その場合、複数個の中の、より末梢側のツボにチョット「気」を送る（視線のビーム、注意を向けるだけです）と、より躯幹《くかん》側の数個のツボの邪気が淡くなり、いまとらえているのが施術の標的とすべき主要なツボであると推定されます。生体が施術を誘っているのです。

できるだけ数少ないツボで施術が成功すると、「達人」になったみたいで嬉しいです。最末端は指先から放射されている経絡の「空中のツボ」（★）であり、病が軽い場合は、そこへの施術（瀉あるいは補のねじり）だけで皮膚上のツボのほとんどが消滅します。「ヤッター」です。

★73ページ参照。

◇C「癒着」の周りの邪気

白柳整体では、広義の「外傷」の瘢痕《はんこん》が癒着となり、周辺の生体の（軟部組織や骨格の）動きを制限し、それと「なんとか折り合いをつけようとする」生体側の努力のせいで、ドミノ倒し的に歪みが波及しているのを、もともとの癒着を可能な限り除くことで、新しい無理の少ない「なんとか折り合いをつける」を開始させる、これを基本原理とします。

癒着は本質として「本丸」（A）です。しかし、古くなるほど癒着の邪気は消えています。浮き出ている邪気は「いま現在」生体が苦痛を訴えている標的です。そこへ直ちに施術をするのではなく、チョット「気」を送る（注意を向ける）と、新たな（隠れていた）邪気の部位が浮かび上がってきます（しばしばとんでもなく離れた場所です）。そして先ほどの邪気は淡くなります。「ドミノ倒し」の遡行です。これを繰り返して、源の癒着に辿り着きます。辿り着かなくても、とりあえずとらえた標的に施術をしてみると源の癒着が浮き出てきます。

源の癒着の施術（★）が成功すると、探索で辿ってきた途中の邪気は消え、全身の気の流れが良くなります。「目がパッチリ」します。「気持ちがいい」の反応です。歩いてもらうと「歩きやすくなった」との感想が聞かれます。客観的にも動きが美しくなり、心身が若返った雰囲気になります。

ちなみに、何の治療でも養生でも、成功の瞬間に「目がパッチリ」の反応が生じます。「目は心身の窓」です。

★127ページ付録1を参照。

浮き出ている経絡があっても、それとは無関係の場所に邪気があるのと、第六章でお話ししたツボの性状が「癒着」の特徴です。さらに、根本病因である源の癒着は歴史上の出来事に由来する場合が多いので、古い癒着を同定する診断技術が難事です。臨床の経験では、とりあえず把握できる「癒着」を治療するとより根本的な（古い）「癒着」が邪気を発するようになります（70ページ参照）。

癒着が見つかったら、「薬指からのビーム」でそこを押して癒着の硬さを確かめたりすると、感覚の練習になります。

施術の最中に、そのツボと関連し、セットになっていると想定している「本丸」（A）の邪気の濃さに注意を払っておくと、施術が成功しているのか、空振りなのかが判定できます。施術が成功すると、「本丸」（A）の邪気が消えると同時に、多くの場合、受けている人の「目がパッチリ」します。生体の気の流れが回復したサインであり、「しかめっ面」の反対です。

邪気を探知する練習

はじめは、薬指を軽く皮膚に触れるようにして探知しますが、次の段階では、薬指を皮膚から離して、指先から放射されている気のビームを探知センサーとして使うことを練習しましょう。

読者の中のプロの鍼灸師の人も、従来の診察手技にこの「薬指からのビーム」を加えることでツボの同定がピンポイントになり、「鍼が吸い込まれるツボ」をとらえることができるようになると思います。

実際場面では、まず《労宮》からの太いビームでおおまかな場所をつかみ、そこへ「薬指からのビーム」を向けてさらに細かに的を絞るとよいでしょう。ビームを当てる場所を動かすことで、ツボ周辺の「邪気」の広がりを感知できますし、熟達すると、ビームを押し込むイメージを思い描くことで邪気の深さも感知でき、「立体的な邪気の大きさ」を推定できるようになります。

さらには、「薬指からのビーム」の角度をいろいろに変えることで、ツボから放射されている「気の鍼」を探知できます。読者の中でプロの方は、この「気の鍼」のビームに自分の鍼を重ね合わせることで、「鍼が吸い込まれる」という達人の技へ進むことができましょう。第六章（「ツボの本質についての体験と仮説」）に詳述しています。

「薬指から放射されている気のビーム」は、「気の膜」と並んで「センサーとしての身体《からだ》」の必需用具です。プロの方は、必ず身につけてください。

「気の膜」を習得すると、《労宮》からの「太い気のビーム」のほうは探索用としては不要になります。

空中のツボ

「薬指から放射されている気のビーム」の手技を身につけた人は、ツボに出会ったとき、自分の「薬指から放射されている気のビーム」と相手のツボからの邪気のビームとを**図15**のように、二つの

図15

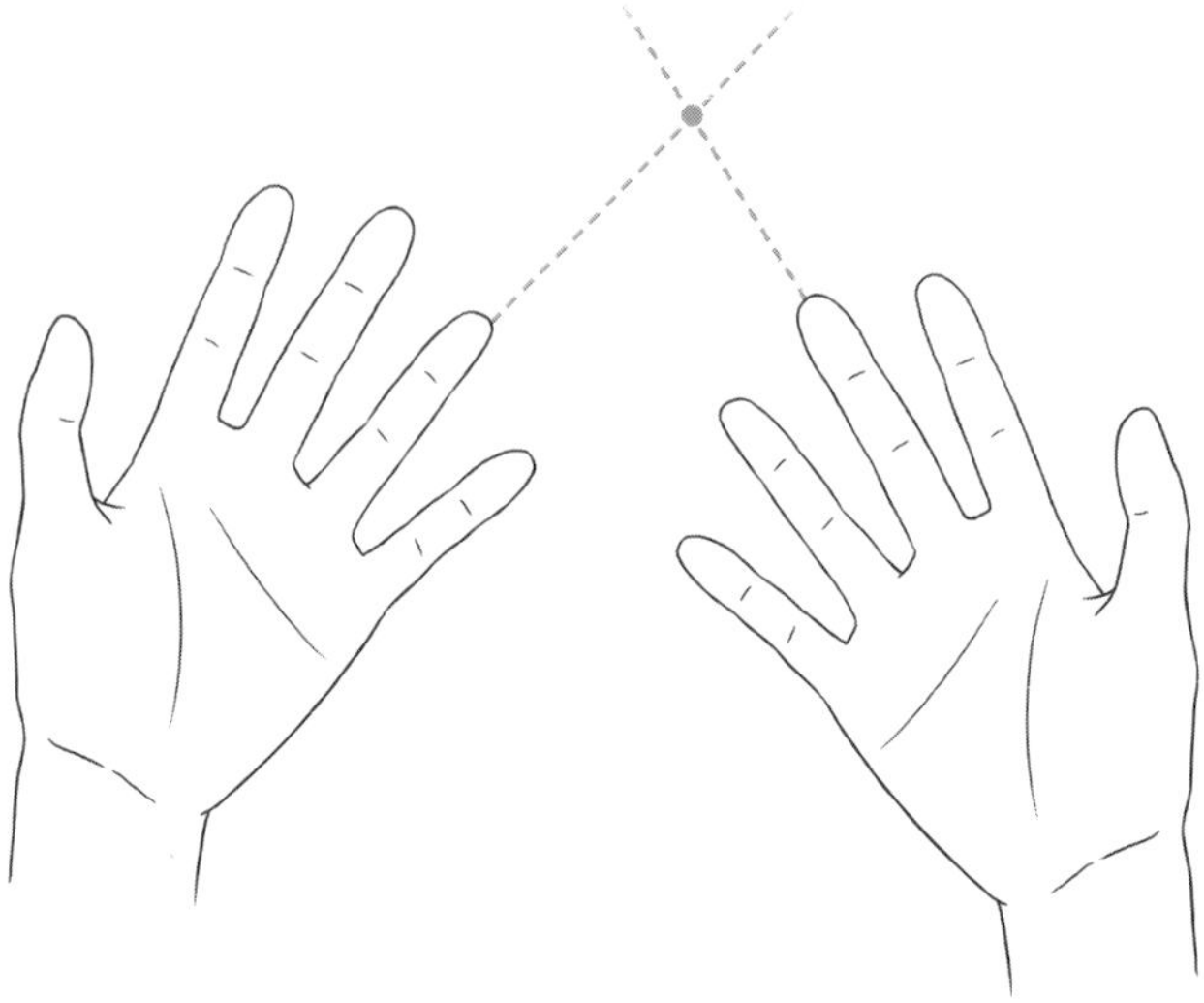

二つのビームの交差

ビームが交差・衝突するように動かしてみます。「コツン」という感触でぶつかり合うはずです。二つのビームの交差点、ぶつかり点から添うように薬指を動かすと、相手の指から出ている邪気のビームの流れ全体を感知して辿ることができます。さらには、邪気のビームが空中の二五センチメートルぐらいの所で途切れ、一センチメートルほど先で、またつながっているのが感じられたら、それは「空中のツボ」をとらえたのです（図16）。

「ツボ」と「癒着」の判別

「経絡上のツボ」（B）と白柳整体の「癒着」（C）部分との判別は、治療手技の選択にかかわる手順です。気のビーム、すなわち生体が用意している「気の鍼」の放射があるかないかで判定します。

修練が浅くまだ「気の鍼」が感知できない段階では、薬指のセンサーで「栓」の感触があれば癒着ですし、「穴」の感触ならツボ

図 16

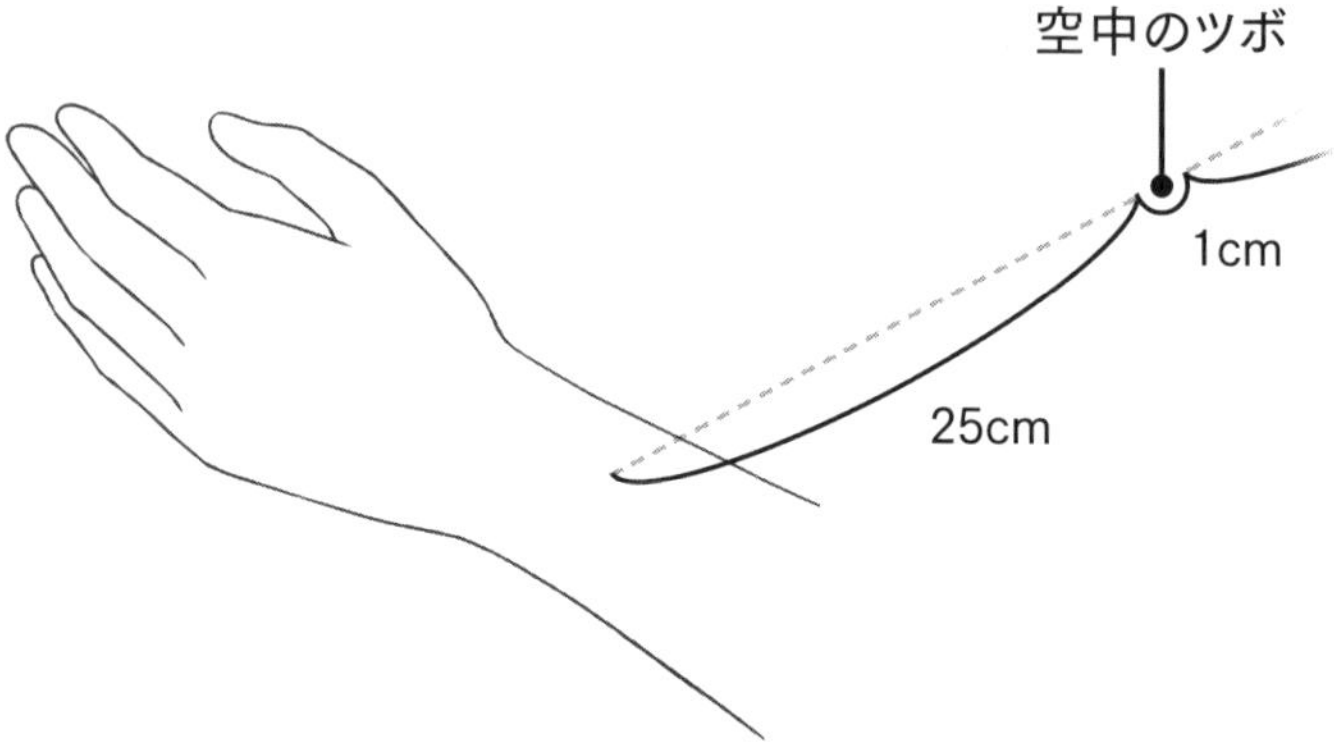

空中のツボ

です。それもできない段階の人は、第三章の《労宮》を使った治療をしてみても効果がなく、8の字が動かない、すなわち「瀉《しゃ》」も「補《ほ》」もできないことで、そこが白柳整体の「癒着」（C）であることが判別できます。

古くなったせいで病者の苦痛感がなくなっている「本丸」が、気の膜で捕捉される場合があります。脳梗塞などの深部の「本丸」の場合も同じです。その場合、捕捉されたその「本丸」に「気」を送る（注意を集中する）と、「本丸」に関連する「経絡上のツボ」や経絡が身体のどこかに浮き出てきます。

時として、ツボから放射される気のビームを使って施術をしても、その経絡や、ツボや、「本丸」の邪気が淡くはなるけれど完全には消滅しないことがあります。そのときには、「本丸」のその部位から推定される臓器の病があり、気の治療の及ばない深刻な性質の病気であると判断して、西洋医学の専門医に添書を付けて紹介するのが正しい処置です。

第八章

経絡・ツボ療法の実技

「空中のツボ」ねじり

「本丸」（A）に注意を向けた状態で、気の膜を使って、「経絡上のツボ」（B）あるいは「癒着」（C）を把握したら、施術に移ります。「本丸」が不明（見つからない）の場合も、同じように施術に移ります。

熟練してくると、「薬指からの気のビーム」をセンサーにして「ツボ」（中が空）と「癒着」（中が硬い）を判別できますが、それまでは、「ツボ」から放射される「気のビーム」の有無を探索する方法を使います。あるいは「薬指からの気のビーム」を使って「8の字回し」を試みて、「補《ほ》」も「瀉《しゃ》」もできないことで「癒着」だと判定します。

（手足に浮き出ている）経絡は、流れの中途に膨れたような邪気の濃い部分すなわち「ツボ」の数個を浮き立たせながら、一本の線状の流れ（★）として辿ると、（視線ビームや薬指での触感で）指先まで辿ることができます。そしてその経絡は指の先から空中まで伸びています。

第七章「空中のツボ」（★★）でも述べましたが、この探索用の「薬指からのビーム」を、対象としてのビーム（すなわち空中に伸びている「気のビーム」）の上にクロスする形に載せ（★★★）、探知用の薬指からのビームをずらしてゆくと、指先から二五センチメートルぐらいの所で「フッ」とビームが消え、一センチメートルくらい先から再びビームが出現します（★★★★）。これが、「空中のツボ」です。

反応が敏感であり、ツボからのビームの他の場所では「補」「瀉」のねじりの判別が難しいときでも、この場所ではハッキリと判別でき、しかもこの場所でねじりの施術をすると最も有効だと

★　63ページ図14参照。

【動画10】

★★　73ページ参照。

★★★　74ページ図15参照。

★★★★　76ページ図16参照。

いう実用上の価値から、「空中のツボ」と名付けたのです。
施術はその「空中のツボ」の位置で、親指と人差し指とでビームをねじるのです。ネジ釘《くぎ》を押し込む回転方向へのねじりは「補」、抜き取る方向へのねじりは「瀉」です。どちらへの回転が滑らかであるかで「補」「瀉」を選択します。どちらへも動きづらくなったら、終了です。

ここまで技術が精錬されたら、後述する「足指いい子」の指さすりを指先から伸びている経絡の「空中のツボ」のねじりに変えてみると、さらに専門家の自覚が生まれます。ただし効果は同じ程度です。

指先から伸びている経絡での「空中のツボ」ねじりで、標的とした「本丸」の邪気が薄れているなら施術成功です。次に一段階上級の「経絡上のツボ」からの「気のビーム」を対象にした施術に進みましょう。

ツボからの気のビームへの施術

「経絡上のツボ」からも空中へ気のビームが放射されています。「薬指からの気のビーム」を使って、ツボからの気のビームを感知してください。「経絡上のツボ」は直径がおそらく一〇分の一ミリメートルほどで、その周辺は強い邪気です(★)。

ツボの数センチメートル上空を、経絡の流れの延長線に交差するように「薬指からのビーム」を移動してゆくと、ツボからの気のビームにぶつかり、抵抗があって止まってしまいます。▶ 経絡からのビームに突き当たったのです。その抵抗に沿って上空へ薬指を滑らせてゆくと(★★)、指先からのビームのときと同じように二五センチメートルぐらいの所で「空中のツボ」が感知されるので、そこを施術します。

ここから施術は、「瀉《しゃ》」と「補《ほ》」に分かれます。図8、図9をご覧ください。空中に伸びているツボからのビームは、経絡の流れに沿って、その上空を進んでいますが、方角は二種です(★★★)。

★ 44ページの図7参照。

【動画11】

★★ 76ページ図16参照。

★★★ 44、45ページ参照。

経絡の流れの元へ向けてほぼ四五度の角度で放射されている場合は、空中のツボをねじってみると必ず「補」（ビンのフタを閉める回転）ですし、経絡の末端へ向けてほぼ三〇度の角度で放射されている場合は、必ず「瀉」（ビンのフタを開ける回転）です。

おそらく深部にある経絡の流れに向かって、「気のマンホール」からその角度でパイプがつながっているのでしょう。「補」の終了はツボへ気の鍼を押し込む動きで終わります。「瀉」の施術の終了は逆に気の鍼を引き抜く動きで終了とします。

これらの特徴が、「泉の気功」に際して意味を持ちます。

灸の代わり

「鍼灸《しんきゅう》」とセットで呼ばれますが、専門家は鍼《はり》を使うことが多く、逆に素人は「せんねん灸《きゅう》」などの「灸」を専ら愛好しています。

鍼と灸の明確な使い分けについての技術論は見つけることがで

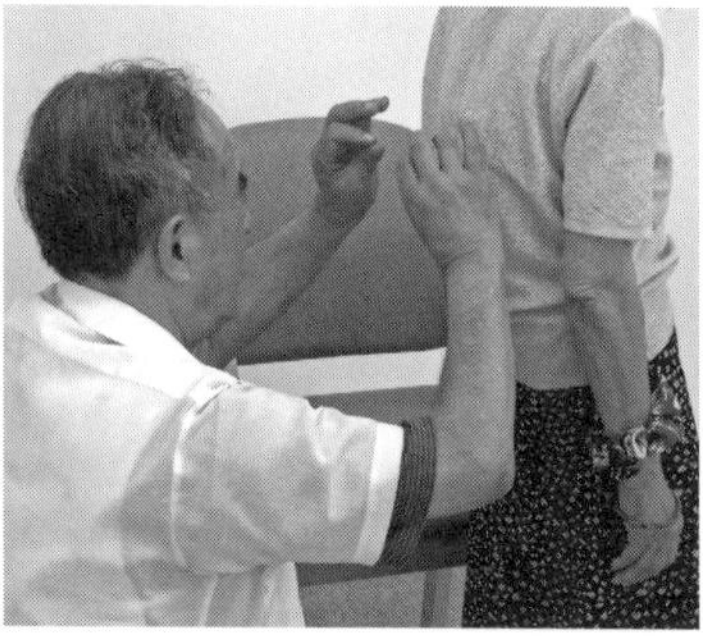

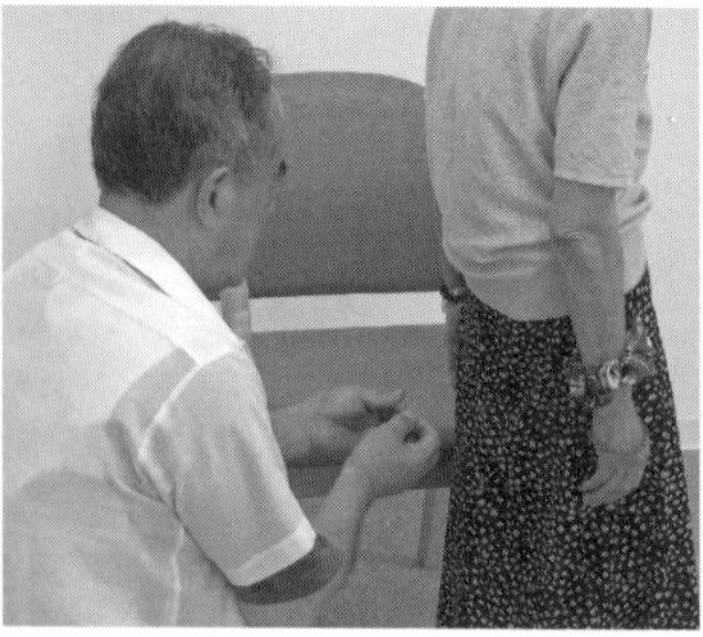

きていませんが、灸の効用の一つとして、火傷による小さな炎症で生体の自然治癒力を活性化するメカニズムがあると言われています。

さらには、生体の深部にある「冷え」に熱を送り込むことで、生体の熱発生への「呼びかけ・誘い」になることがあるのかもしれない、そう思って次のような施術を試みています。

＊＊＊

まず、ツボからのビームが熱気を帯びているか、冷気を帯びているかを判定します。

判定のセンサーとして使うのは《合谷《ごうこく》》です（図17）。《合谷》は、親指の骨と人差し指の骨とが接する所にあります。薬指のビームで探索すると、さらに明確な点として把握できます。ここが温度感覚の鋭敏なツボです。ボールペンの先端の金属部分を温めたのと冷たいのとを交互に当てて感覚の練習をします。練習のはじめは当てて、次に離してかざすだけにしてゆきます。

図 17

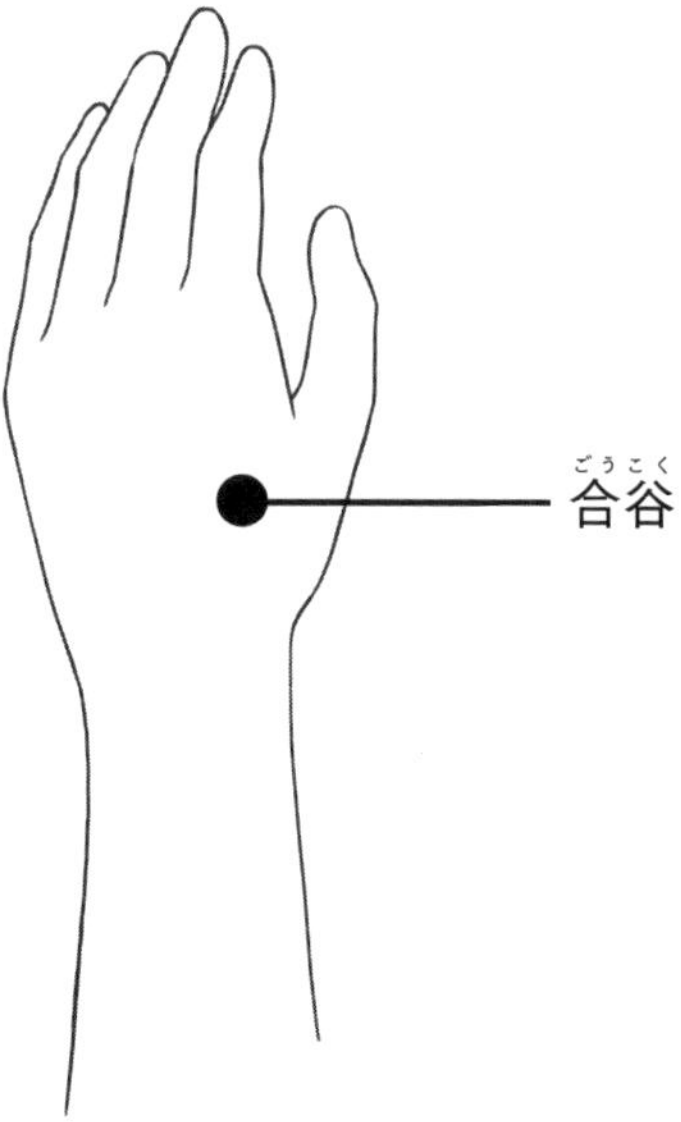

ツボの温冷を判定する合谷

《合谷》の感覚が準備できたら、「温かいビーム」の用意です。両掌をこすり合わせて温かくします。掌が温まると、《労宮》からの気のビームが温かになります。ストーブなどで温めてもよいのですが、こすり合わせのほうが熱に持続性があるようです。《労宮》の「8の字回し」のところでお話ししたように、薬指を他の四本の指で包むようにすると(★)、《労宮》からの「気のビーム」が薬指に集約されて熱気の放射も強力になります。

準備が整いましたら、施術を開始します。

★31ページの図6参照。

温かいビームによる施術

まず相手のツボから放射されている「気のビーム」をこちらの《合谷》に正確に当てます。正確か否かが勝負です。多くの場合、何も感じません。双方の体温が同じくらいだからです。

相手の深部に冷えがあると、「気のビーム」に冷気が乗ってきて、

《合谷》に冷たさの感覚が生じます。そのときには、温められた《労宮》からのビームを、集約された薬指を通して正確に相手のビームに沿わせて重ねます。一体となり一本のビームとなる感触です。そしてねじったりせず、ひたすらこちらの全身の体内から熱を送り込むイメージを維持します。

「冷気のビーム」は、ツボから経絡の流れの元のほうへ四五度の角度で出ている「補」を求めるビームです。

ツボからの「冷気のビーム」が消えていたら施術完了です。ビームが残っていて冷気が消えていたら、通常の「補」(ビンのフタを閉める回転)のねじりの「気の鍼」を行います。

この程度の熱気で何の効果があるのかと頼りないのですが、実施してみると相手の人が、ツボからはるかに離れた場所に温かさと血流の再開の感触を報告してくれ、そこがこちらもまだ同定していなかった「本丸」(=病の現場)であることがわかります。そうした経験からこの手技は治療法の一翼を担えると感じています。

念のために付け加えますと、この手技だけはイメージではなくて、実物の《労宮》や薬指を使わないと効果がないようです。すなわち、「イメージの熱気」では無理のようです。

第九章 泉の気功

この気功を習得するには、準備として「幻のしっぽ」のイメージを体感できるようになってもらわねばなりません。尾長猿《おながざる》のしっぽとそっくりの長いしっぽが尾てい骨からぶら下がっているとイメージし、その重量を感じながら歩行するのです。これによって、尾てい骨→仙骨*→脊柱と整体が進みます。「幻のしっぽ」の先端からは経絡が垂れており「空中のツボ」もあります。これは脳幹部の邪気の施術に使えます（★）。

ただし「泉の気功」では「幻のしっぽ」を別な作業に用います。

一、**図18**をご覧ください。椅子に掛けているとき、イメージの

＊仙骨　脊椎の下部にある三角形の大きな骨。上は腰椎と、下は尾骨と結合している。

★第十一章、症例モデル6を参照。

図 18

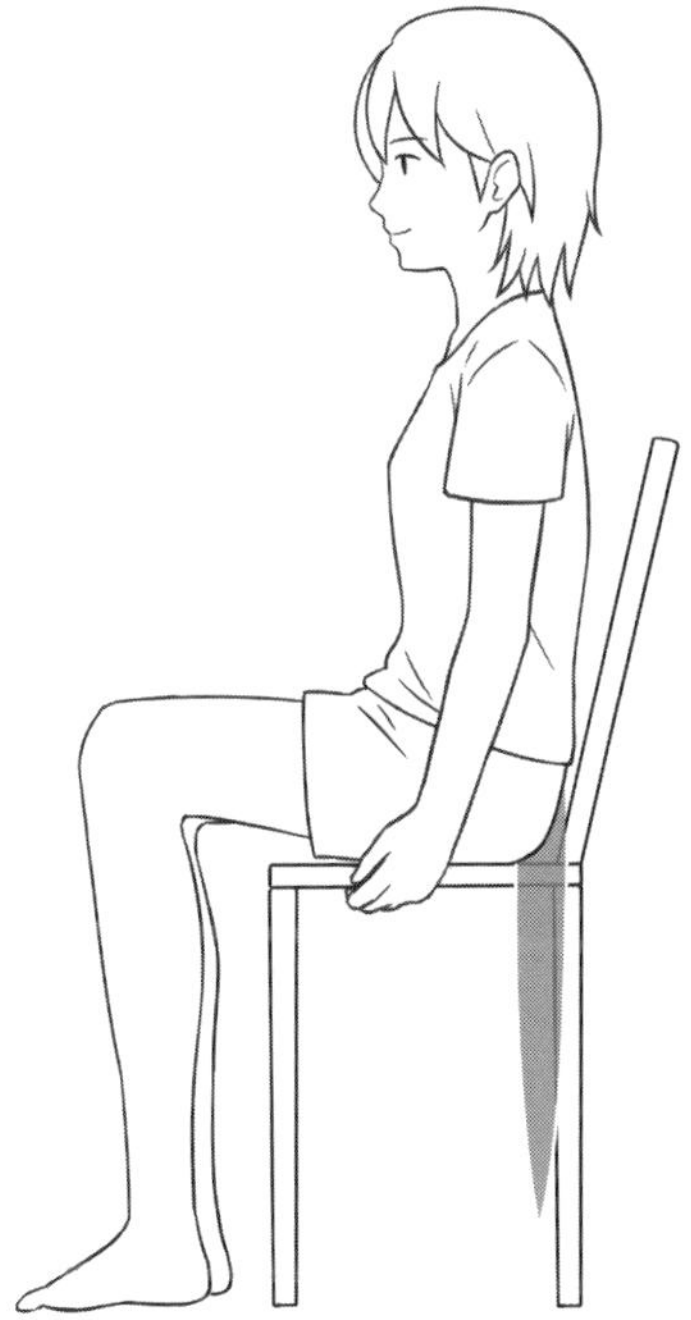

幻のしっぽのイメージ

しっぽは椅子の座面を貫いて垂れています。

二、両足指・両手指・しっぽの先端から「気」を吸い上げて、全身が膨らむとイメージします（実際は、鼻から空気を吸っているのですが）。一回の吸気では全身の膨らみが十分でないので、ちょっと吐いてはまた吸って、全身を十分に膨らませます。

三、次に脳天を開いて、全身を絞るように縮ませて泉のように「気」を溢れださせるのです。これも一回の呼気では全身の縮みが十分でないので、ちょっと吸ってはまた吐いて全身を絞るようにします。「気」の流れは、全身の皮膚表面を隈なく覆うように流れ下り、最終的には両足指・両手指・しっぽの表面全体を濡らして、地に戻ります（図19）。

【動画12】

「気」を水よりも粘度のある液体であるとイメージするのがコツです。

流れる「気」はベタベタと粘液状ですから、全身のツボから放

図 19

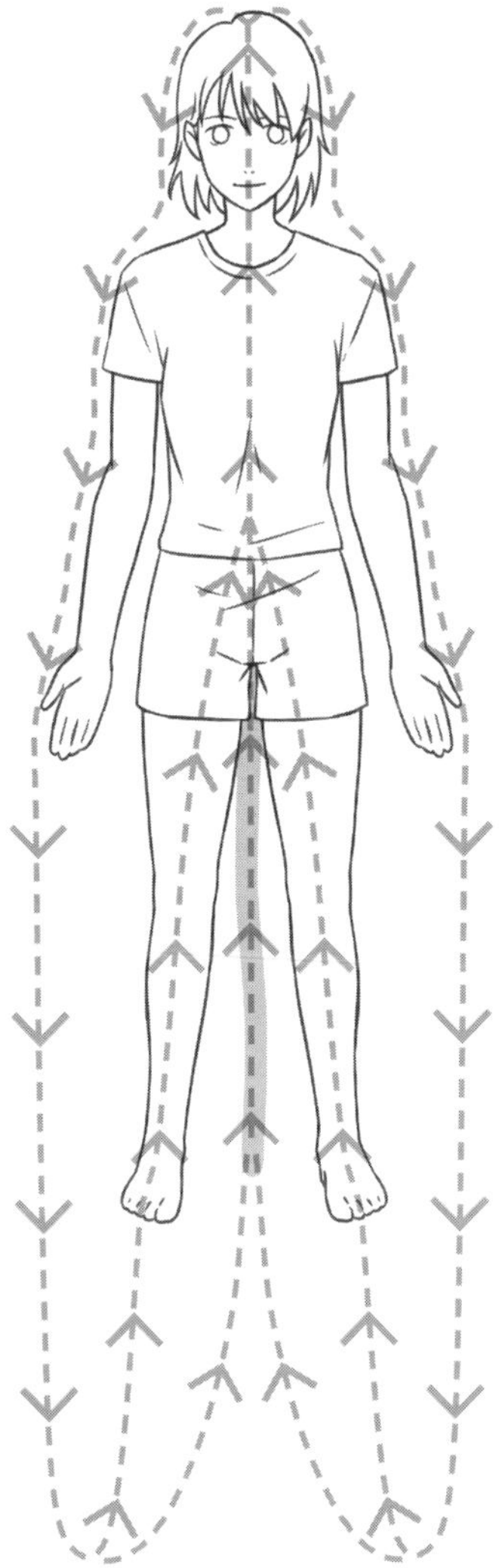

泉の気功の気の流れ

射されている気の鍼（ビーム）のうちの「補《ほ》」を求めるもの（頭部の方向へ四五度の角度で放射されている）は押し込み（「補」の施術）、「瀉《しゃ》」

を求めるビーム（末梢へ向かって三〇度で放射されている）は引き抜き（「瀉」の施術）ながら流れますから、ともに治療の効果をもたらします。一回では少しの効果ですから数回の繰り返しが必要です。あらかじめ数個の気のビームを把握しておいて「泉の気功」を行うと、終了後、効果があったことを確認できます。

椅子に掛けなくても、立っていても、布団の中に寝ていても同じやり方でかまいません。たった一つの方法でほぼすべてのツボからのビームを処理できますから、便利この上なく、日常の健康法として朝夕行うのがお勧めです。しかも気のビームなどまったく察知できない段階の人でも行えます。特に「線維筋痛症《せんいきんつうしょう》（全身に慢性の痛みが三カ月以上続く原因不明の病気）」という特殊な病態（全身無数のツボから針の山のように、瀉のビーム、補のビームが噴出していて、個々に施術していてはきりがありません）に有効です（★）。

ベタベタと粘度のある液体だとイメージすると、副産物があります。粘液ですから皮膚を流れ下るときに少しばかり皮膚にこび

★症例モデル8参照。

り付いて残りますので、結果として全身の表面を覆うように残ります。これがバリアの機能となります。対人緊張を減らしたり、電磁波の侵入を減らしたりする効果があります。ただしその結果、感知の繊細さは下がります。

【動画 13】

第十章

「足指いい子」で脳を癒す

ボクは精神科医なので、経絡やツボ療法で脳を楽にしてあげることが夢でした。その手始めの技法が完成しましたので、ご紹介しておきます。

現代社会はストレス社会ですから、脳は日々酷使されています。「気の膜」で探索すると脳のあちこちが苦しんでいることが察知できます。この場合、脳が「本丸」です。そしてその「本丸」からの経絡は足の五本の指につながっています。

経絡を感知できる水準に達した人は、足の指先から放射されている「気の鍼」の「空中のツボ」をねじることで「本丸」の邪気が淡くなることから、どの指の経絡が関連しているかを判断でき、

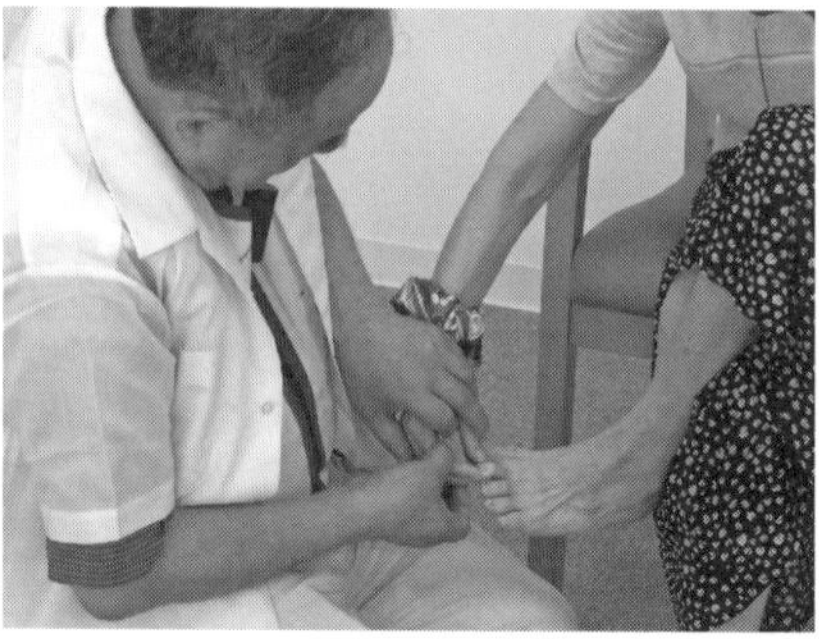

その「気の鍼」を「瀉《しゃ》」にねじるか「補《ほ》」にねじるかを決めることもできます(★)。この本の読者はどうぞ修練を積んで、指本体ではなく指先から伸びている経絡をねじる技術を身につけてください。

★79ページ参照。

しかし、多くの素人の人にはそれは無理です。ストレスによる脳の疲労はあちこちの脳の部分を巻き込んでいるのがほとんどです。「補」が必要な場合は稀であり、多くの脳の疲労は興奮状態です。つまり、「瀉」が必要です。いま臨床の現場で喫緊の要請となっているのは、子どものパニック様の興奮と大暴れです。その本質は「フラッシュバック」です。

「フラッシュバック」というのは、強いストレスやトラウマ（心的外傷）を体験したあとに、突然、そのときの記憶がいま現在起こっているかのように鮮明に思い出される現象で、しばしばパニックのような症状を引き起こすことがあります。

こうした理由から、だれでもできる技法として「五本指いい子」を作りました（図20）。

図20

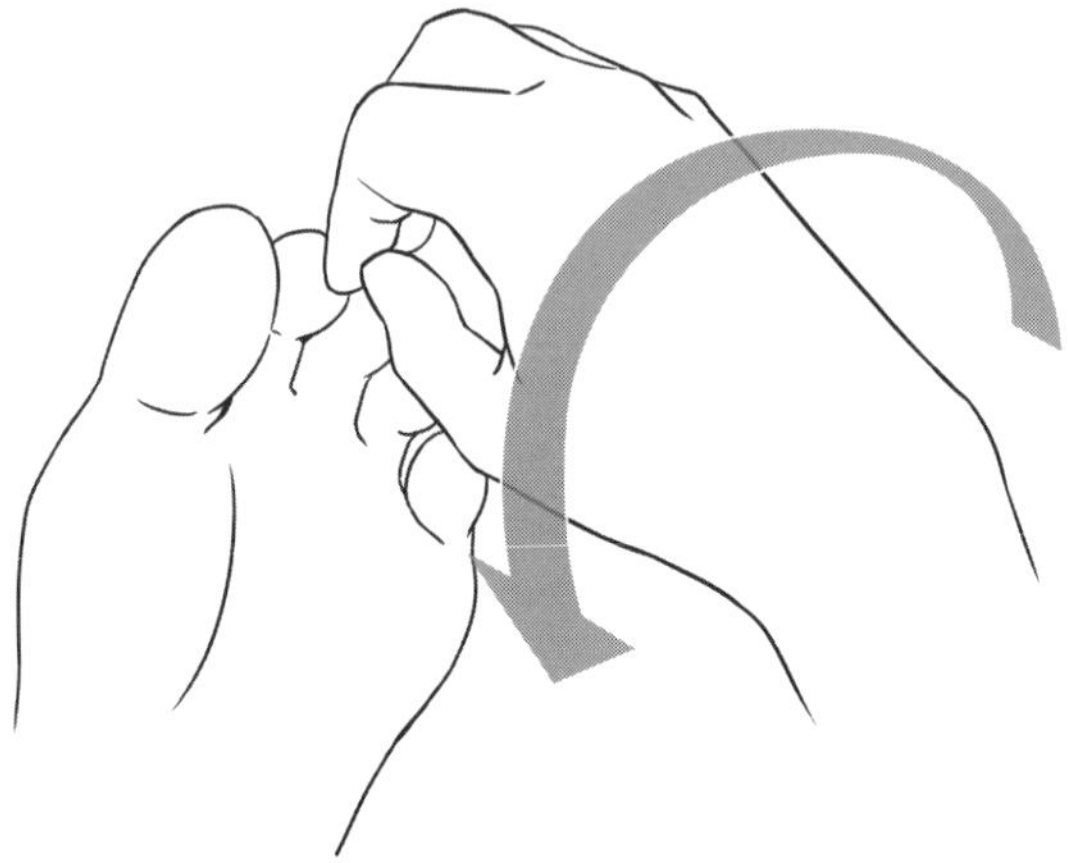

足の五本指いい子

図21（次ページ）のように、子どもの両足を大人の膝の上にのせて、大人が五本の指先をすぼめて、子どもの足指先を「瀉」、つまりネジ釘《くぎ》を抜く方向（ビンのフタを開ける方向）にまわすように擦《さす》ります。これを順々に一本の指につき一〇回まわします。子どもは、かならず「気持ちがいい」と言います。

「指いい子」に熟練した大人は、子どもの指が「やめて」という信号を送ってきたとき（指が、まわしづらくなったとき）がわかり、やめることができます。

また、子どもに苦しい体験の記憶を想起させながら行うことで、その体験を卒業させることができます。再度想起させても、「パニック」が起こらなくなるのです。

大人がしてあげるときには「左手で右足を」「右手で左足を」ができます。大人が自分自身に行うときには図22のようにして片足ずつ施術します。そのとき、まわす方向を間違わないように注意してください。片足ずつ行うと、施術した側の脳だけが爽やかに

図 21

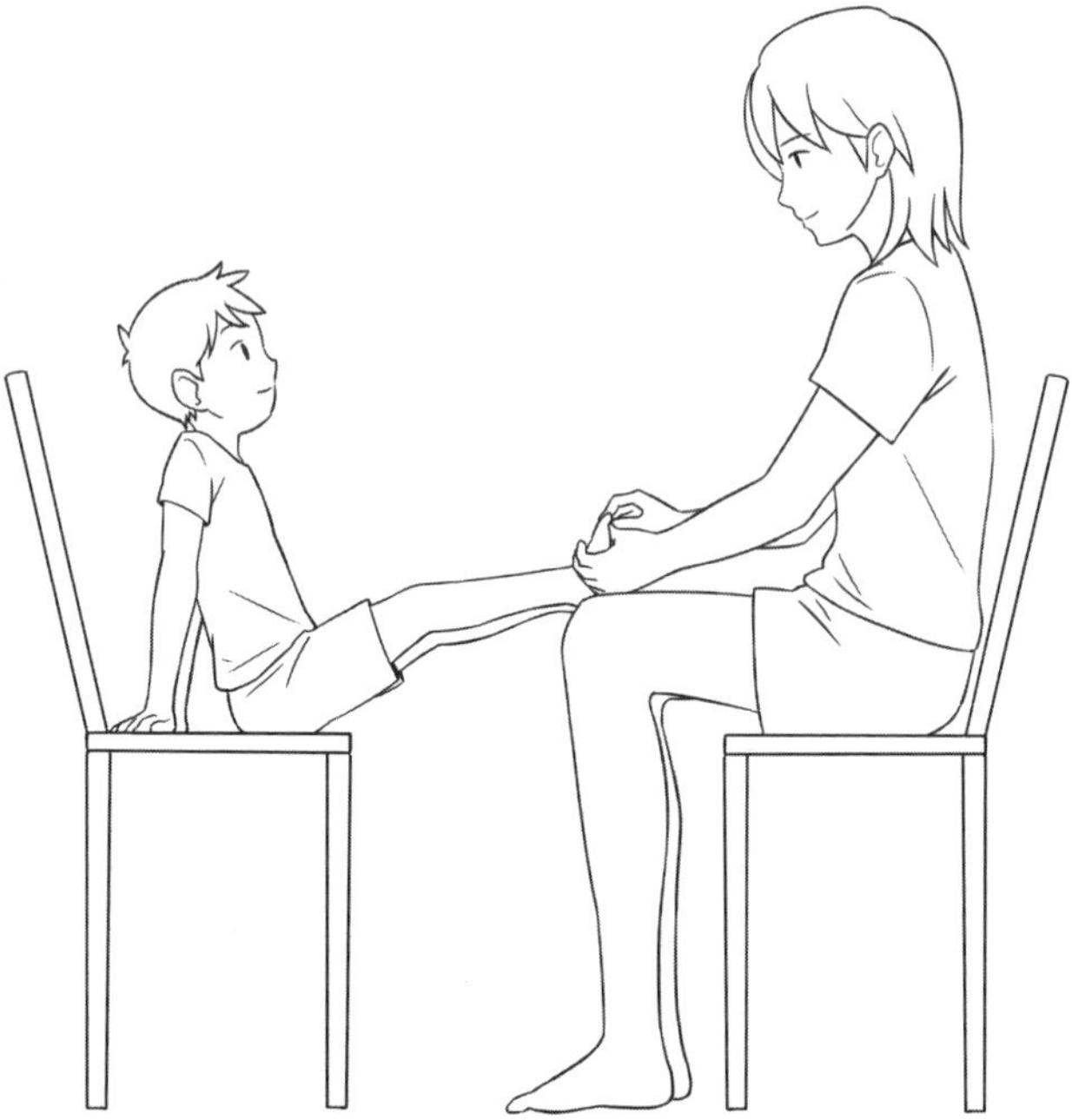

子どもに指いい子

図 22

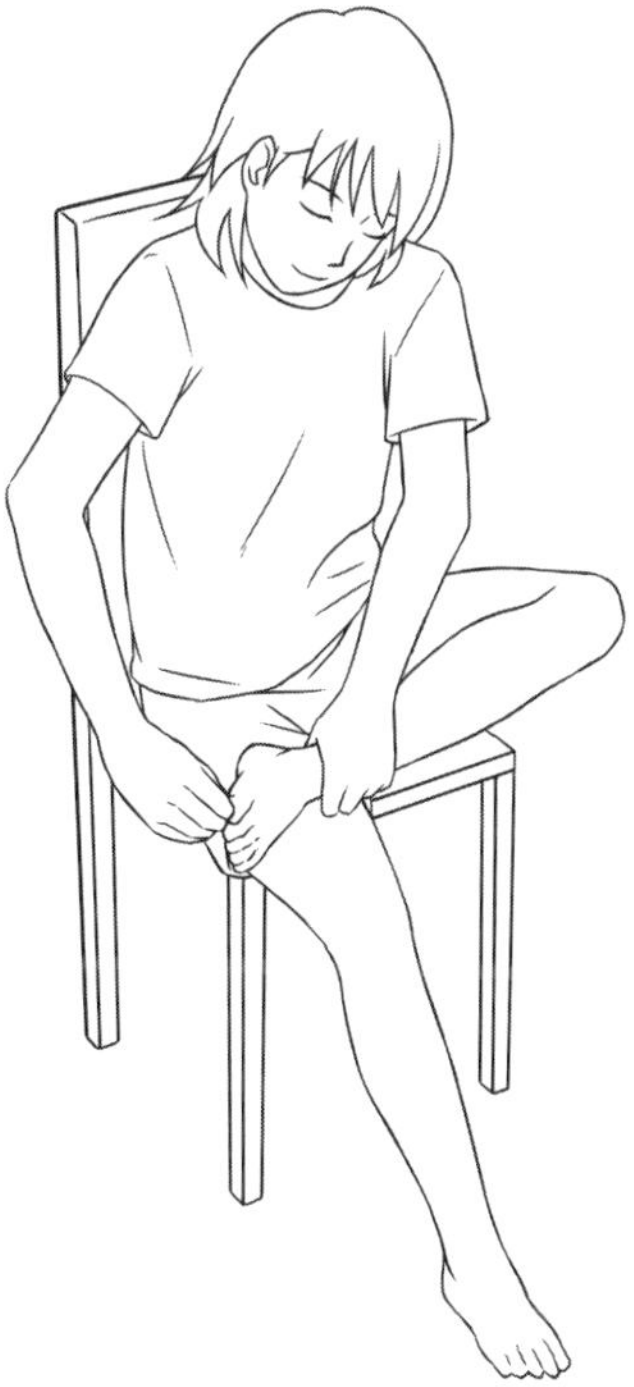

自分自身に足指いい子

なることが体験できます。苦しい体験を想起して卒業する手順も子どものときと同じです。

この方法と「神田橋処方」という漢方薬（インターネットで検索してください）で、いわゆる「フラッシュバック」の治療は必要・十分であり、精神安定剤は不要になります。

なお、これより強力な施術としては「川村式タッピング」があり、書籍もありますのでインターネットで検索してください。ボクも「経絡相対」という方法を考案しましたが、現時点では未発表です。

第十一章

さまざまなモデル症例

何の分野でも、手技を伝えるには現場での見聞が必須です。書物では不可能なのです。本書では少しでも現場に似せるために、動画を付けました。加えてモデル症例を幾つか示すことにします。モデルとして必要最小限の情報を提示するにとどめますから、個人情報保護に抵触しないはずです。

また、立体図の代わりに、成書にある従来の経絡・ツボの名前を使います。市販されている簡単な本を参照しながら読んでくださると便利です(★)。ボク自身は、そうした経絡・ツボの知識を使って診断・治療をしているのではありません。しかも成書の経絡図に多少追加をして使ってもいます。チョット我流なのです。

★巻末付録3、4も参照。

モデル❶ 老人

これはボク自身ですから、個人情報です。ボクは六〇歳代から《腎虚《じんきょ》》（心身が衰弱した状態）になりがちで、夏場は漢方薬の「六味《ろくみ》丸《がん》」（体力気力の衰えを補う漢方薬）を、冬場は「八味地黄丸《はちみじおうがん》」（さらに体力が低下し、冷えをともなうときに効く漢方薬）をときどき飲むようになっています。鍼灸の治療も受けています。

脳をフル回転させたあとには《腎虚》になり、足腰がおぼつかなくなります。ぶっつけ本番である「公開スーパーヴィジョン」「日常診療」「執筆」が脳の酷使の三大原因です。八〇歳になって下肢の冷えが加わり、レッグウォーマーを使うときもあります。冬場は、寝床で足が冷えて辛いです。しかも夏場は熱中症になりがちです。「老い」です。

イメージの「気の膜」を使って足先から探索すると、足裏の一番凹《くぼ》んでいる所、《湧泉《ゆうせん》》に邪気があります。《腎虚》では当然ですが、両足の《湧泉》に邪気があり、左右の小指の先から「気のビーム」が伸びて「空中のツボ」が左右にあります。

　患者さんや家族になら小指の「指いい子」を教えるところですが、自分の場合はチョット考えました。

　左右の経絡が下肢の内側を上昇し（《足の少陰腎経《しょういんじんけい》》（★））、その経絡のあちこちに察知できるツボも左右同じ場所にあります。こんなに左右が対称であるのは、どこかに一個の源があるからだろうと推測しました。

　《足の少陰腎経《しょういんじんけい》》は、成書の記述では両鎖骨の内側下縁にある《兪府《ゆふ》》（鎖骨の付け根と、肋骨の間のくぼみにあるツボ）で終わりますが、「気の膜」で探索すると、《督脈《とくみゃく》》（身体の後正中線《こうせいちゅうせん》を流れる経絡）が終わるあたり、後頭部の頭蓋骨の《風府《ふうふ》》（図23）で察知のセンサーが停まり、その瞬間に目がパッチリし、周囲に邪気があるという典型的なツボの像が察知されました。

　しかもその瞬間に両足底《湧泉》の冷たさが和らぎ、両足の小指の先端からの「気の鍼」が淡くなります。

★巻末付録4の〔8〕を参照。

図 23

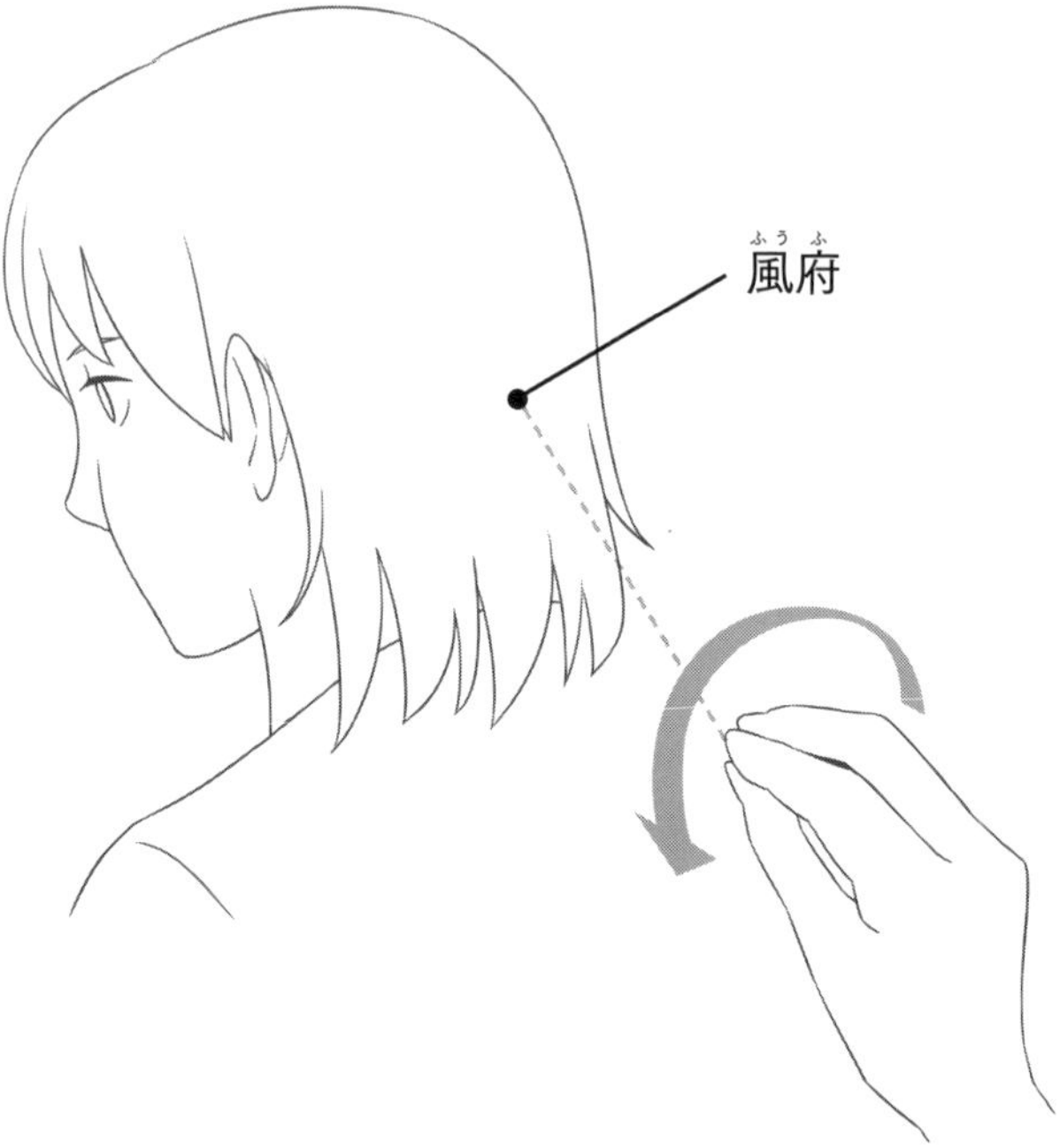

風府からの「気の鍼」をねじる

《風府》からは「気の鍼」が放射されていることが感知されるので、それをつまんで「瀉」（ネジ釘《くぎ》を抜く方向）のねじりを止まるまですると、目がパッチリして、左右の《湧泉》と両足指の小指からの「気の鍼」が消えていましたから，正解に到達したことが確かめられました。

次に「気の膜」で探索すると、《任脈《にんみゃく》》（身体の前正中線《ぜんせいちゅうせん》を流れる経絡）の《膻中《だんちゅう》》に邪気があり、そこから上に向けて、ほぼ四五度の角度で顔から離れて行く「気の鍼」を感知します。「補」のビームをとらえたのは確実です（図24）。

「補」のツボですから、補のねじり、つまりネジ釘《くぎ》を押し込むようにまわそうとして、「待てよ」と思いました。「補」のねじりですから、「灸の代わり」がよいかもしれないと思い、ツボからのビームを《合谷《ごうこく》》（★）に当ててみました。すると、なんとなく冷やっこい感触があるので、「灸の代わり」をすることにしました。これまではイメージの手足で操作していたのですが、これからは実物

★84ページの図17参照。

図 24

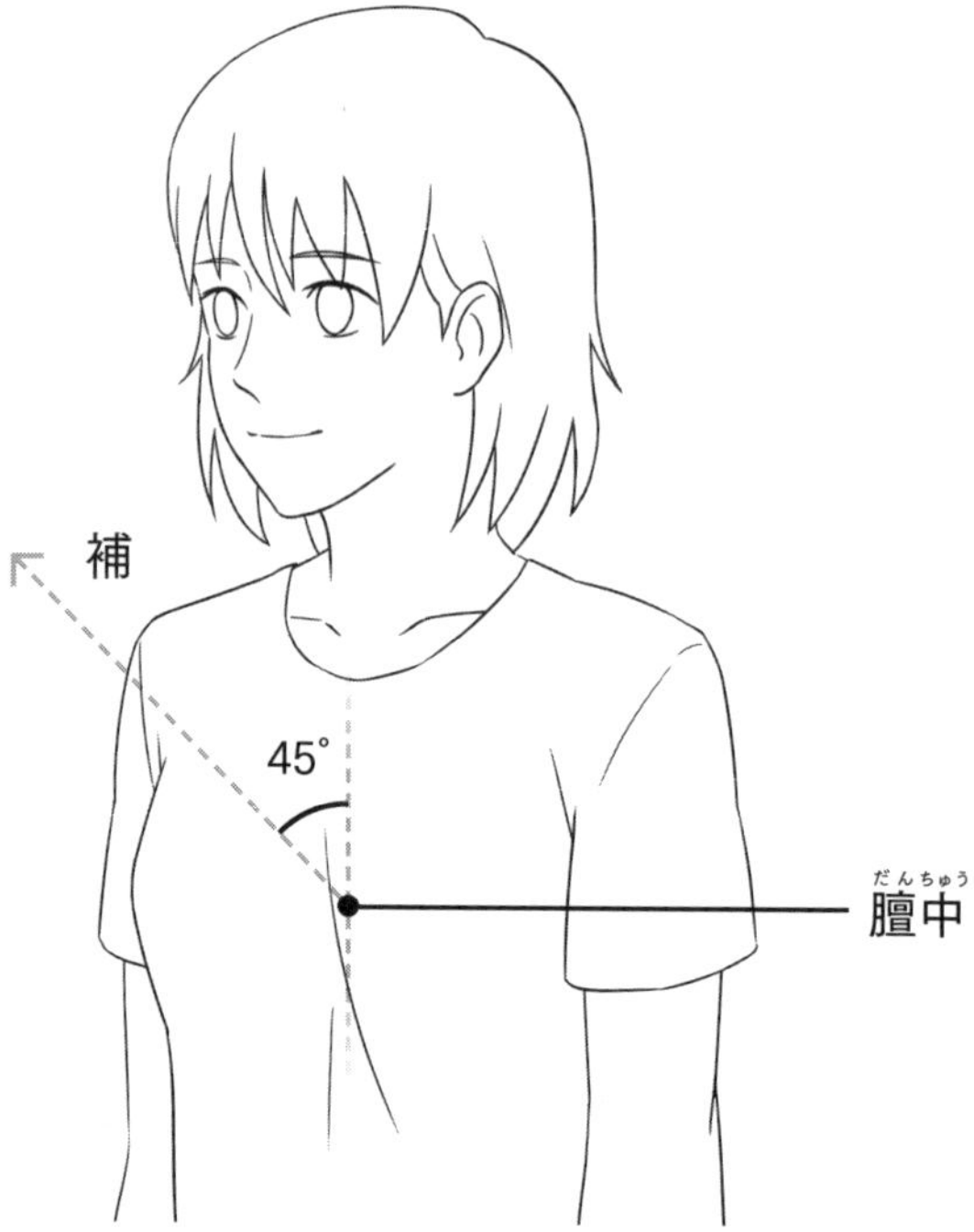

膻中から放射される「気の鍼」

の掌を使っての作業です。

まず一分間ほど両掌をこすり合わせて、指先まで温かにします。図6で示したように薬指を他の四本で包んだようにすると薬指の先からの「気の鍼」が強い熱を帯びます。ツボ（《膻中《だんちゅう》》）からの「気の鍼」に重ねるようにして熱を送り込むと、三〇秒ほどで《湧泉》がホカホカし、次第に膝下まで暖かくなってきました。さらに三〇秒ほどして、もう一方の手の「薬指からのビーム」を使ってツボからの気の鍼が消失していることを確かめて終了です。

もし、そのあとでもツボからの「気の鍼」が残っていたら「補」のねじりをして終わります。

モデル❷　思考の酷使

軽度の「発達障害」を持つ人の脳を「気の膜」で探索していると、頭頂部の両脇に縦の紡錘形の邪気を察知することがあります（図25）。その際、足を見ると、両第四趾《りょうだいよんし》（手の薬指に相当）の小指側

図 25

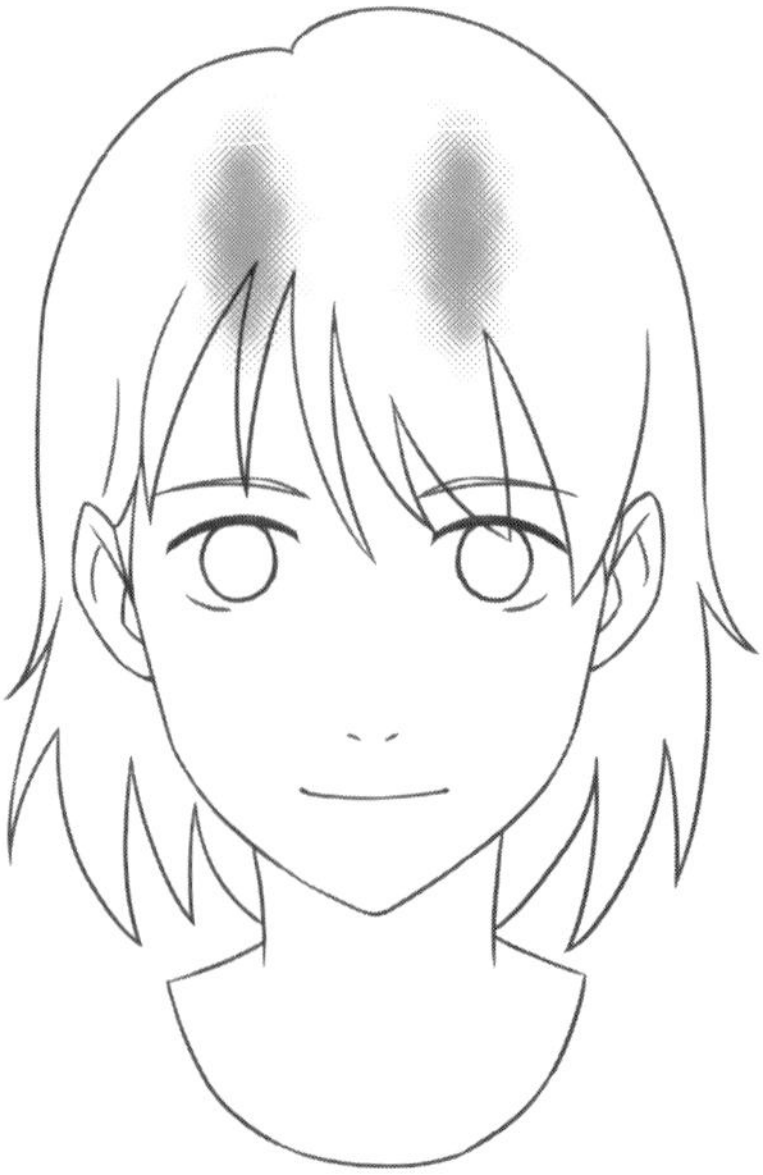

頭頂部の両脇に察知する邪気

の先から空中に経絡が伸びているのがわかります。

軽度の「発達障害」の人には知的に優れた方が多く、自分の困難を知性を用いて乗り越えようとされますから、その部分が興奮疲労を起こすのだと思います。ちなみにその部位は大脳の「頭頂《とうちょう》連合野《れんごうや》」と言い、認識活動を司ると考えられています。

両第四趾に浮き出ている経絡は《足の少陽胆経《しょうようたんけい》》（★）に一致します。経絡は目や耳のあたりから発しているように成書にありますが、ボクの感知では脳の紡錘形の邪気を貫いたのち、《督脈》の《後頂《ごちょう》》で左右が合流します。そこから気のビームが放射されています（図26）。

さらに足の第四趾から伸びている経絡のビームを「瀉《しゃ》」（ビンのフタを開ける回転）にねじると脳の頭頂部の邪気が薄れ、「補《ほ》」（ビンのフタを閉める回転）にねじると邪気が濃くなりますから、つながっていることがわかります。

《後頂》からの気のビームについても同じ現象が確認できます。

★巻末付録4の〔11〕を参照。

図 26

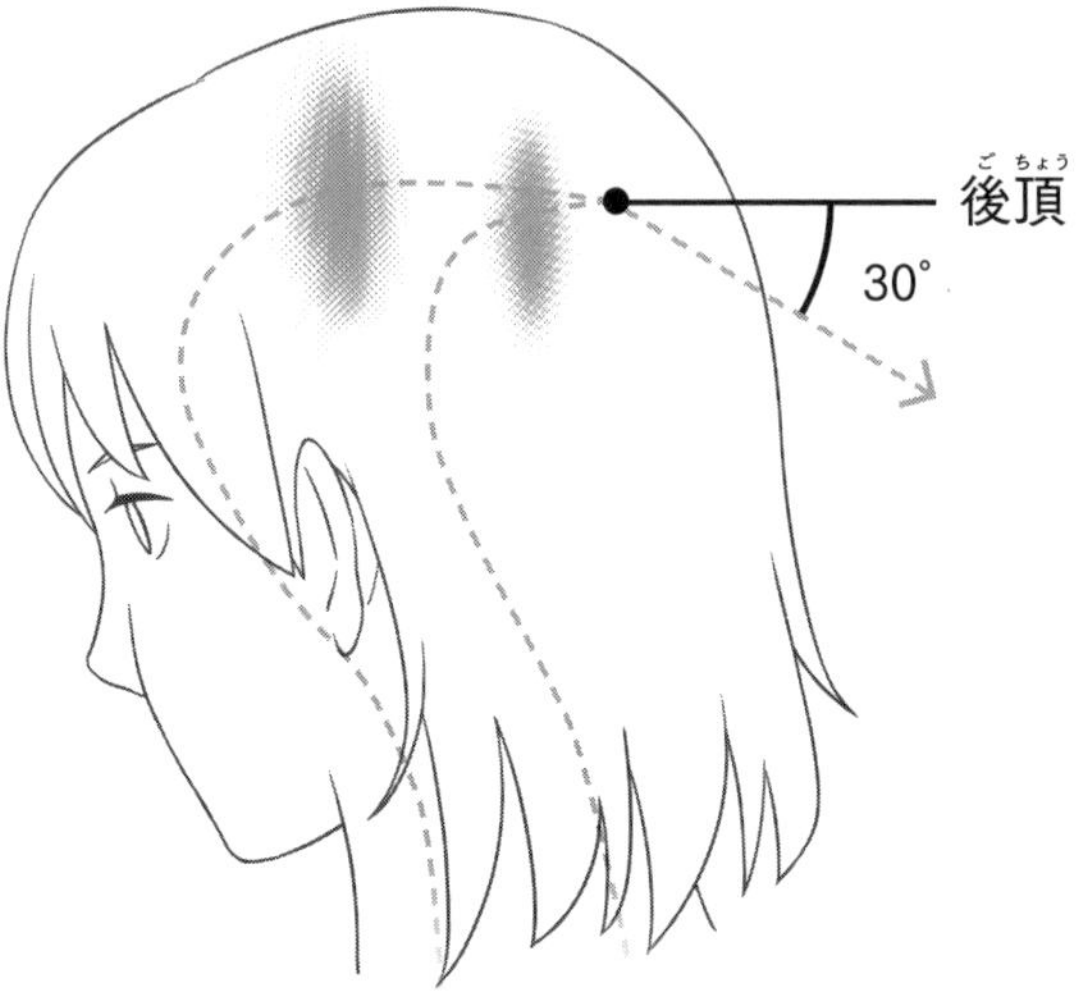

後頂

そこで、《後頂》に気の鍼の「瀉」です。▶ あるいは第四趾から伸びている「空中のツボ」の「瀉」のねじりです。ただし、家族にしてもらう際も本人が自分一人で行う場合も、フラッシュバックのときと同じように足の五本のすべての指に「指いい子」（図20）でするほうが、大した労力の差ではないので安易です。

【動画14】

技術を身につけていない人は、**図26**を参考にその辺りの髪を束ねたように軽く握って毛先のほうへしごくようにすると「泉の気功」と同じ原理で脳の興奮を鎮めることができます。

専門家は指先からの気の放射を確認して行うのが修練になります。そして、何より《後頂》の一点で行う施術を目指しましょう。ちなみに、ボクはこの本を書いていてしばしばこの状態になり、自分で《後頂》に気の鍼の「瀉」の施術をしました。

モデル③　花粉症

春には花粉症になる人が多く出ます。《足の厥陰肝経《けついんかんけい》》（★）すなわ

★巻末付録4の〔12〕を参照。

ち親指から伸びている経絡のビームの施術が有効です。

病者自身が椅子に腰掛けて片足を曲げ、足の親指に「指いい子」を「補」に回転すると数秒で鼻の通りが良くなり、効果を自覚できます。この場合も、左足は右手で、右足は左手で、です。専門家は経絡を上へ辿ると《督脈》の左右の眉の上端を結んだ高さ（成書では《上丹田》《印堂》などと名称が一定しません）に合流して（図27）、そこから「補」を求める気のビームが放射されているので、それを「補」にねじると、一発成功なのでステキです。

モデル④ 糖尿病

五〇歳代の主婦です。一〇年以上前から糖尿病で、現代医療の内服で安定しています。グリコヘモグロビン値は五・八％です。

「気の膜」で探索すると、膵臓の形の邪気が察知されます。左足の第二趾（《足の陽明《ようめい》胃経《いけい》》（★））から空中にビームが出ています。それをつまむと膵臓の邪気が弱くなりますので、対応していると判

★巻末付録4の〔3〕を参照。

図27

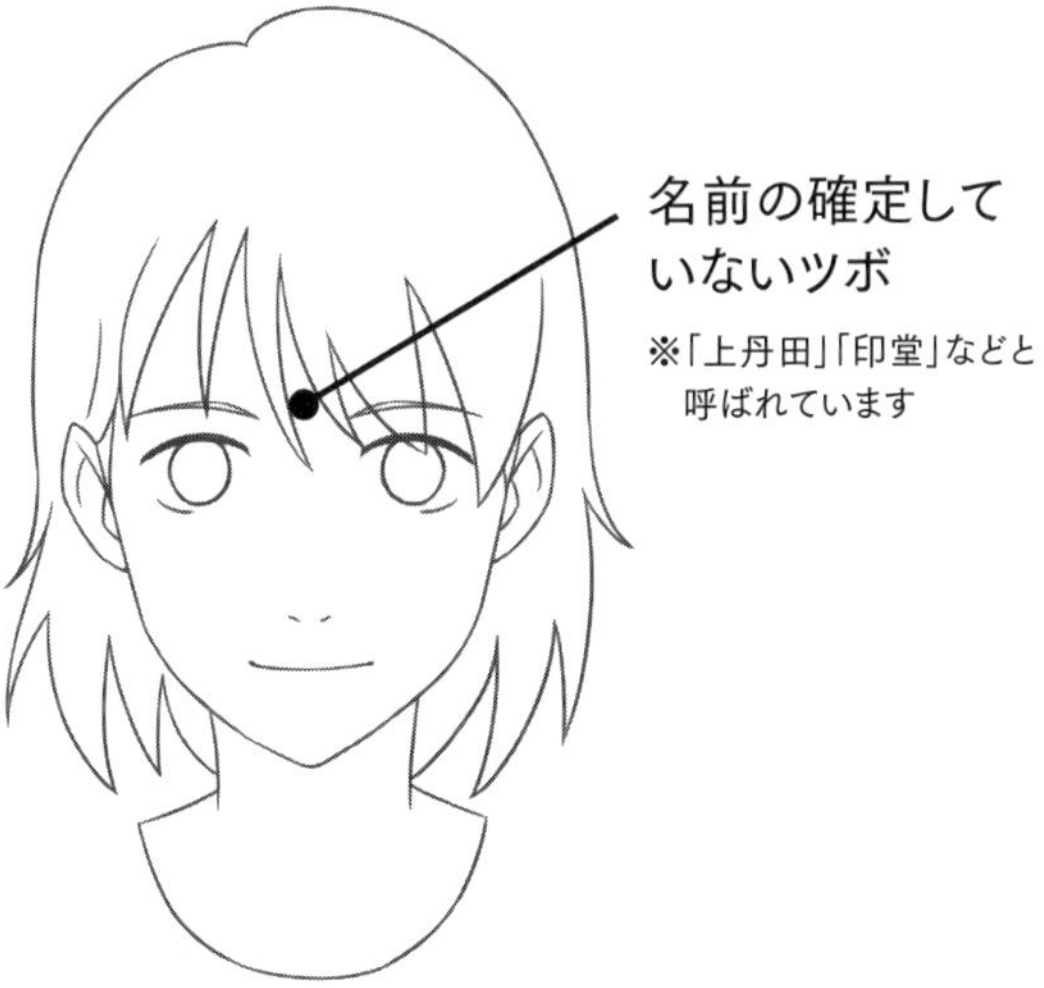

名前の確定していないツボ

断します。空中のツボを「瀉《しゃ》」（ビンのフタを開ける回転）にねじると邪気が消えます。

再度「気の膜」で探索しますと、膵臓頭部の邪気は消えていますが、膵臓尾部の邪気が残っています。そして、左足の第四趾（手の薬指に相当、《足の少陽胆経《しょうようたんけい》》（★））から空中にビームが出ていますから、「空中のツボ」を「瀉」にねじりますと、邪気が消えます。膵臓全体の邪気が消滅したことを「気の膜」で確認しました。

ご本人の自覚では何の変化もありませんし、次の検査結果を見るまでは判定できませんが、目が大きくなり、顔つきが若返ったように見えました。脈診ができれば判定できるのになあとチョット残念です。左足の第二趾と第四趾の二本の趾《ゆび》の「指いい子」を習慣にするように勧めました。

★巻末付録4の〔11〕を参照。

モデル❺ 耳鳴りとめまい

六〇歳代の女性です。数年前から耳鳴りと身体の揺れる感じで、あちこちの耳鼻科や脳外科を受診しても良くならず、原因不明で、心理的なものだろうと言われて来院されました。めまい・耳鳴りを目標に漢方薬を探しましたが、これと言って合いそうなものがありません。両耳の周辺に幅広く邪気が察知できます。そして両足の第四趾（手の薬指に相当）から空中に「気の鍼」が伸びています。成書の《足の少陽胆経《しょうようたんけい》》（★★）です。この経絡は両足の薬指から上向し首の左右から耳の周りをまわって頚の後ろに伸びています。

試しに両足の第四趾（薬指）から出ている「空中のツボ」をつまんで「補《ほ》」（ビンのフタを閉める回転）のねじりをしてみると、耳の周辺の邪気が濃くなり、「瀉《しゃ》」（ビンのフタを開ける回転）のねじりをすると邪気が淡くなります。

《督脈》の《後頂《ごちょう》》（★★★）で左右の経絡が合流しています。そのツボから下方へ三〇度の角度で「気の鍼」が放射されています。「空中のツボ」に「瀉」の施術をすると、両耳周辺の邪気がほとんど消え、《足の少陽胆経》と「空中のツボ」も消えました。

★★ 巻末付録4の〔11〕を参照。

★★★ 110ページの図26参照。

患者さんは右耳の耳鳴りが消えたと言われます。もともと右耳は軽い耳鳴りだったとのことで、めまいには変化がないと言われますが、入室時よりも歩幅が広くなっているので、いくぶんかの改善が得られたようです。

二週間後の来院時には右の耳鳴りは消えていましたが、左の耳鳴りは続いていました。

モデル⑥ 脳幹の邪気

病気が何であれ、また特に病気ではなくても、苦しい日々が長年続いている人を「気の膜」で探索すると、大脳皮質と小脳を除いた脳幹部、俗に「動物脳」と呼ばれる部分に、強い邪気が察知されます。そして尾てい骨の先端のあたりから「気の鍼」が下方へ放射されており、「空中のツボ」を「瀉《しゃ》」（ビンのフタを開ける回転）にねじると邪気が薄れますが、なかなか消えませんし、本人が自分でするのは難しいです。

そこで、「幻のしっぽ」を提案しました。猿であった時代のしっぽが直径三センチメートルぐらいの太さで、尾てい骨の先から下腿のあたりまで延びているとイメージして歩行すると、しっぽが揺れてその影響で脊柱全体が柔らかく揺れます。「頭の中が楽になった」との感触が起こり、脳幹の邪気が消えます。おそらく、揺れが次第に上向して、最終的には「蝶形骨《ちょうけいこつ》」（頭蓋底中央部、鼻腔の後上方にある骨）を揺らすのでしょう。

誰しもいろいろな苦労を抱えて生きているので、普遍的な健康法になると思います。皆さんお試しください。

椅子に掛けているとき、幻のしっぽは椅子の座面を貫いて垂直に垂れているイメージにすると背骨がシャンとして、良い姿勢を保ちやすくなります（★）。

★89ページの図18参照。

モデル⑦　眼圧が高い

二〇歳代の女性が初診しました。「飛蚊症《ひぶんしょう》」（目の前に「黒い物が飛ぶ」ように見える症状）があるので眼科を受診したら、眼圧がとても高く、緑内障のおそれがあると言われて、薬を飲んでいるが効果がない、鍼灸治療も受けているが眼圧は下がらない、漢方薬はどうだろうとの相談です。残念ながら思い当たる漢方処方はありません。

たしかに両眼に強い邪気があります。痛みもあると言われます。両眼から側頭を通って背部へ回り、背中の《督脈》に数個のツボと経絡を感知できます。それぞれから下向きに約三〇度の角度で気の放射があり、数個の空中のツボを「瀉《しゃ》」（ビンのフタを開ける方向）にねじると目の痛みが軽くなりますが、どのツボがメインであるかが特定できません。

ふと、「胸をなで下ろす」という言葉を思い出して、付き添いの家族に「背中をなで下ろす」をしてもらうと、気の放射が薄れます。これを毎日してもらうように指示しました。

さらに「気の膜」で足先を探索すると、左右の足の第四趾（手の薬指に相当）に「邪気」を察知します。本人に第四趾の指先を「瀉」のねじりで「指いい子」をしてもらうと、両眼の邪気が消失し、「飛蚊症」が消えたと言われます。「眼圧が下がったみたい」ともおっしゃいます。眼科での検査と朝晩の自己施術を指示しました。その後来院がありませんので、本当に効いたかどうかは定かでありません。

モデル⑧　線維筋痛症《せんいきんつうしょう》（★）

二〇歳代の女性です。整形外科で線維筋痛症の診断を受け、入院治療を含め、多種多様な薬物治療を受けてもまったく改善せず、抑うつ感を訴えて来院されました。抗うつ薬の投与も受けておられましたが、無効だったので、漢方薬をあれこれ試しました。しかし一進一退で、歩行も困難なためタクシーで来院し、診察を待つ間はベッドに横になっておられる状態が続きました。

経絡を探索すると、驚いたことに十二経絡すべてと、《督脈》、

★　92ページ参照。

《任脈》、《帯脈》（帯を締めるように腰部・腹部を回る奇経八脈の一つ）までも浮き出ているのです。放射されている気のビームは「瀉《しゃ》」やら「補《ほ》」やら入り乱れて、とても手に負えない状態でした。

ふと思いついて「全経絡の気功」をしてもらうことにしました（★）。**図28**の姿勢で、手足の指からの「気の放射」をつなぎ、しかも手の中指は《帯脈》に沿わせます。さらに「幻のしっぽ」を含めての「泉の気功」をしてもらいました。

三分ほどで浮き出ていたすべての経絡が薄れて、「こんなに痛みが軽いのは久しぶりです」と笑顔が出ました。朝夕してみるように指示しました。

その後、徐々に快方に向かって、これからの人生設計を計画するようになられました。

★『技を育む』181ページ以降も参照。

モデル⑨ 立ちくらみ

五〇歳代の保育士の女性です。職場で子どもを抱き上げようと

図 28

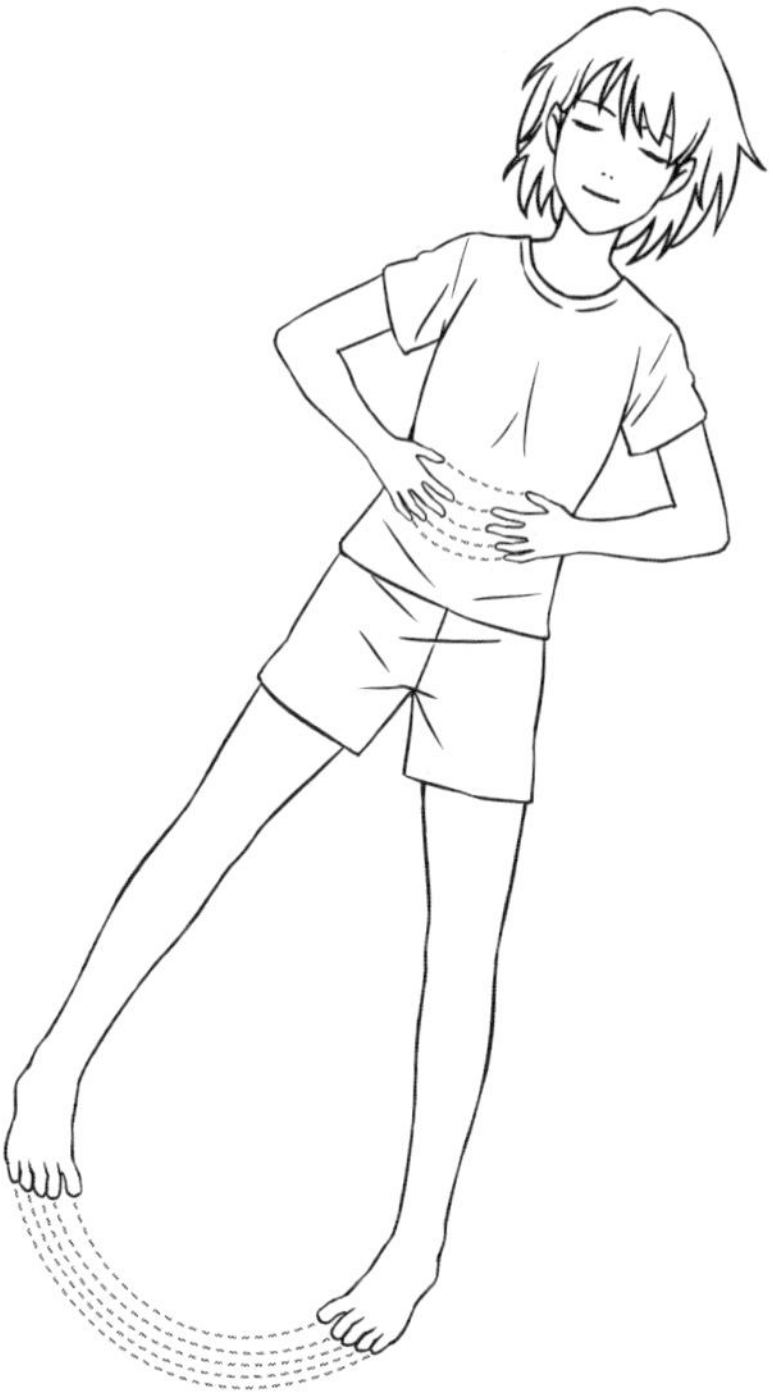

全経絡の気功

すると、めまいと立ちくらみが起こると言われます。内科や耳鼻科で薬を貰っても良くならないので、漢方を求めて来院されました。O《オー》リングテスト（★）で「苓桂朮甘湯《りょうけいじゅつかんとう》」（めまい、ふらつき、ときにのぼせや動悸がある症状に用いられる漢方薬）が合うので、処方しようとして、ふと思いついて、子どもを抱き上げる動作をしてもらいました。

立ち上がろうとすると、めまいとよろめきが起こり、その瞬間に両耳の周辺に邪気が見て取れました。「気の膜」で探索すると、両足の第四趾（手の薬指に相当）から「気の鍼」が放射されています。《足の少陽胆経《しょうようたんけい》》です。「気の膜」が左脚のそれを探知した瞬間に左側の耳周辺の邪気が淡くなります。

そこで、腰掛けてもらい、左脚を曲げて、その第四趾の先端を右手の五本の指先で（左を右での原則）、「指いい子」を「補《ほ》」のねじり（ネジ釘《くぎ》を押し込む方向）でしてもらいました。左耳周辺の邪気が消えました（★★）。

★『心身養生のコツ』（第二章）、『技を育む』（第九章）を参照。

★★ 96ページの図20、99ページの図22参照。

右側についても同じ施術をしてもらい、子どもを抱き上げる動作を再度してもらうと、よろめきもめまいも消えています。驚いたことに「苓桂朮甘湯《りょうけいじゅつかんとう》」が合わなくなっていました。

朝夕、自分で施術をされるように指示して終了しました。

モデル⑩　目のかすみ

五〇歳台の男性、目を使う仕事をされています。左眼がかすむので眼科で検査をしてもらったところ異常なしだったけれど、仕事上、不自由だと言われます。

たしかに、左の眼球全体に邪気が察知されます。「気の膜」で、左手の薬指から「気の鍼」が放射されていることが察知されます。《手の少陽三焦経《しょうようさんしょうけい》》（★★★）である薬指を、右手の五本の指先で「指いい子」を「補《ほ》」のねじり（ネジ釘《くぎ》を押し込む方向）でさすってもらいました。薬指からの気の放射が消えると同時に、眼球の邪気も消え、目のかすみ感も消失しました。

★★★ 巻末付録4の〔10〕を参照。

ちなみに、読者の皆さんも、すべての指の先端を一本ずつ、反対側の五本の指先で「瀉《しゃ》」の方向と「補《ほ》」の方向にさするのを日常習慣にされることをお勧めします。「瀉」「補」の回転のしやすさに差がないなら不用です。

どちらかがスルスル回るなら、その指に対応する経絡が施術を求めているのですから、スルスルが治まるまで続けましょう。

足の趾《ゆび》は手が届きにくいので、腰かけて片足ずつ行うしかありません。ロボットの腕のイメージ(★)を練習するのは、楽しいし、健康法であると同時に、経絡療法の修練になります。

★第四章●41ページ参照。

付録

1．白柳整体の初等実技

白柳直子師にときおり施術と指導をお願いしますが、「癒着」の部位の探知、施術に用いる竹串の角度、右手で竹串を操りながら左手の指で「癒着」を剥がしてゆく連携動作、脈診による変化の判定、終了後の全身のバランスと動きの観察など、あらゆる技芸の創始者に共通する芸の細やかさに舌を巻きます。

師は「百円均一」ショップで購入した、串焼きの串を使っておられます。ボクも感知と操作の技がさらに細やかになると竹串が使えるようになりました。技が細やかになるとは、道具の先端部分がいかほど自分の身体の一部と感じられるかであり、大工さんや野球のバッターや自転車走行など、あらゆる技術に共通したコツです。それは「声や文字という道具」にまで敷衍できる技術論です。

それはともかく、白柳整体の初等実技についてお話しします。

「癒着」部位の同定については、すでにお話ししました(★)。「気の膜」で察知して、「癒着」と判定した部位に「気」を送って(注意を集中して)、「本丸」の邪気が弱くなることで診断が確定する点はツボの場合と同じですが、「癒着」部位の場合は、加えて、全身のリラックス反応のようなものが感知されます。「ホッ」とする感覚です。「癒着」はその人の全身に、「折り合いをつけて生きる」という無理を強いているからです。

「癒着」部位の周辺は邪気に満ちています。その部位を串の先端で探索しますと、センサーとしてのこちらの身体に「しかめっ面」反応が生じます。

反応の濃い所を探っていくと、突然「しかめっ面」反応が消えて、こちらの心身が「ホッ」とします。「癒着」の核心に到達です。ごくわずかに的を外しても相手は飛び上がるほどに痛がります。邪気が強い部分は感覚が過敏です。台風の目と同じ性質です(★★)。ただし「ツボ」とは逆に、核心部は硬いのです(★★★)。

★第八章●78ページ参照。
★★第五章●44ページ、図7参照。
★★★第三章●30ページ、第六章●60ページ、第八章●78ページ参照。

「ホッ」に導かれながら、角度と強さを加減して、串先で「癒着」をつかまえた（押さえた）状態で、もう一方の手の指先で周辺を揉《も》むようにして「癒着」をほぐします。そのときは痛みがありますが、「痛、気持ちいい」感じのようです。

【動画 15】

揉むほうの手が相手の身体からの「もういいよ」の反応を感知したとき、さらには、遠方にある「本丸」の邪気を感知できなくなったときが終了です。仕上げに、「癒着」と周辺とを揉みほぐします。「気の膜」を使って、「本丸」と「癒着」の消失を確認します。

脈診ができると判定に役立つのですがボクはできません。

白柳直子『身体のトラウマ――ケガによる変形の痕を修正する方法』大阪公立大学共同出版会、二〇〇九
白柳直子『身体の話』大阪公立大学共同出版会、二〇一四

2. 脳を冷やす

これは経絡治療ではありませんが、療治の過程で必ず遭遇する病態ですから、モデルとして挙げておきます。脳の熱気を排出する療治です。

この対象の患者さんを発見するコツは「軽いO脚《オー》」です。立ったときに、足の左右の小指側に体重がかかっています。

次に「気の膜」を使って、上空から頭の上に下ろしてくると、頭頂のあたりに邪気を察知します。▶ 図29に示す、三つの頭蓋骨が接するところ、《顖会《しんえ》》というツボです。

「気の膜」をさらに二センチメートルほど下げると、「ウッ」と感じるような濃い邪気の塊を感知します。数センチメートルの広がりを持つ「本丸」（A）であり、これは脳の熱気です。脳の過剰活動により発生した熱気が、出口を求めているのです。

これにはツボ療法ではなく、四枚の頭蓋骨の接合部分を開く操

【動画 16】

図 29

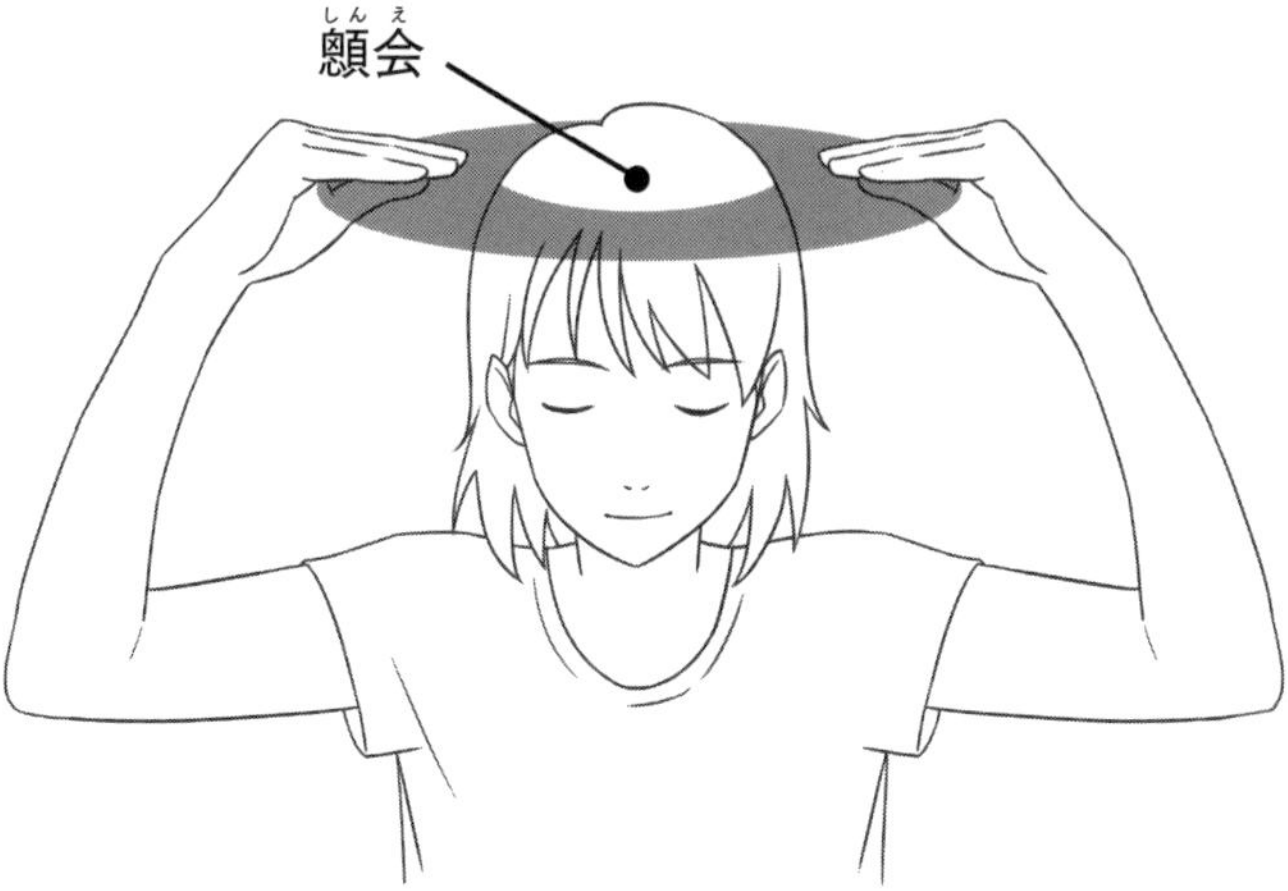

「気の膜」で頭頂の邪気を察知

作をします。

まず両手の指と掌で左右の頭蓋骨をしっかりとつかんで、「ヒラク、ヒラク」と心の中で呟きながら、骨同士を離すように引っ張ります（図30）。次に、前頭骨を片手で、もう一方の手で後頭骨をつかんで「ヒラク、ヒラク」と引っ張ります（図31）。足を見て、体重が内側に移っているなら完了です。開く作業は患者さん自身にしてもらい、覚えて帰って、日常に行ってもらうと便利です。

開いたあと頭頂部に掌をかざしてみると、頭蓋骨の接合部分を通して、脳からの熱気が吹き出しているのを感じます。それとともに、頭が爽やかな感じになり、それまでのさまざまな不定愁訴が軽くなります。熱気の吹き出している部位にタオルで包んだ保冷剤を当てると、とても気持ちがいいです。

「気の膜」を使って、頭頂と「本丸」（病気の現場）の邪気が両方とも消えていることを確認します。

図30

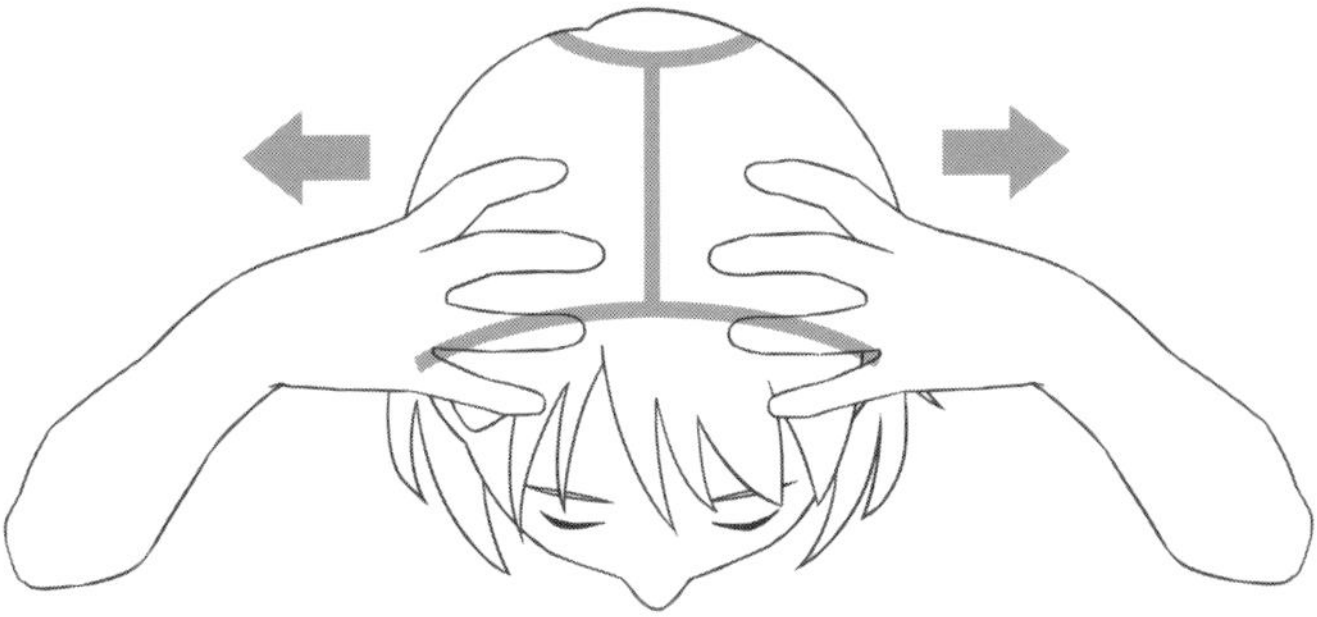

頭蓋骨を左右に「ヒラク、ヒラク」

図 31

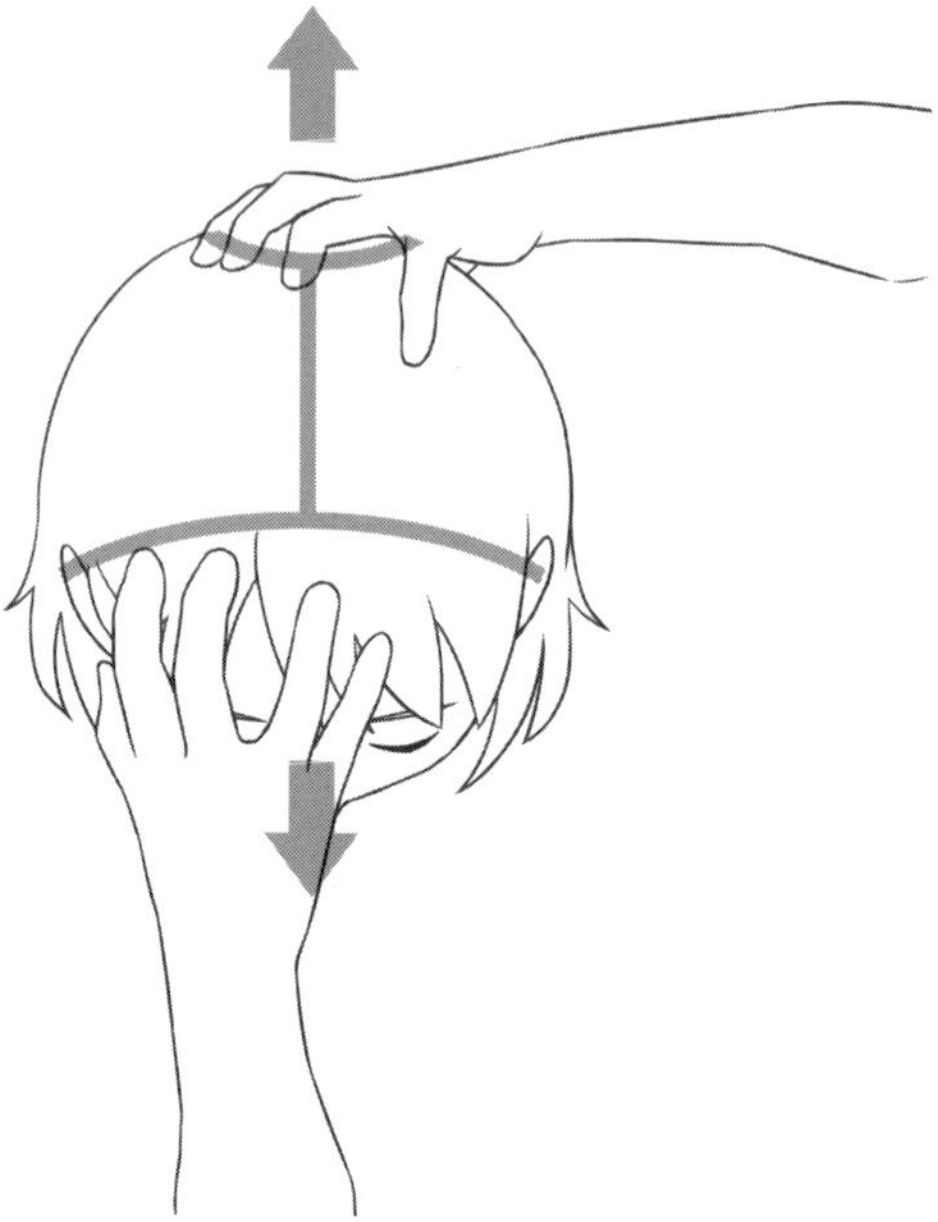

前後に「ヒラク、ヒラク」

3. 経絡

（『東洋医学概説』（長濱善夫著、一九六一、創元社より抜粋）

（一）経絡の意義

生活体の基本になっている気血が体内を循行するルートが経絡である。したがって経絡とは、人が生きているための基本になる現象である。ところで、前述のように体内諸器官の機能を代表した臓腑がこれと一体のものとして表現されているのであるから、その点では、経絡は東洋医学におけるもっとも基本的な生理現象とみなされているわけである。

それでは、経絡とはいかなるものであるか、そして果たして実在するものであるかどうか。このことは、後世方に限らず広く東洋医学の本質を理解し、またその評価を左右する重要な問題であるので、以下少しく詳述することにする。

経絡に関しては素問・霊枢にすでに詳細に記載されている。しかるに近代医学には、これに該当する言葉はなく、またそのまま当てはまるような系統もはっきり知られていない。ここに問題があった。従来、ともすると、これは人体の解剖学を知らなかった古代の中国人が、神経や血管を混同して、このような系統を仮定したものであろうと断定され、不問に付されようとしていたのである。

ところが、針灸を実際に行なってみると、その刺激の対象が経絡であるということがよくわかる。そして、病気のおこり方や治療に関して、経絡の病変という考え方が余りにも実際に即したものであったことなどから、内臓―皮膚―全身に行きわたるこのような連絡路系が存在するということは、無視すべきでないということは認められていた。

そして、近年になって、臨床的に観察された種々の現象（皮膚にあらわれる系統的な変化、遠隔部よりの針灸治療、自発性の放散感）、針の響《ひびき》による観察（刺針時に、経絡の走行に沿って放散感があらわれる）、皮膚の電気抵抗による検索などによって、古来からいわれている経絡にほとんど近い機能的現象（経絡現象）が生体に存在するということだけは確認され、今日ではほぼこれが常識化されるようになったのである。

これによって、古来の東洋医学は、近代医学がまだはっきり認識していない系統を基本として成り立っていたということになり、この医学に対する評価が全く一変した。すなわち、近代医学のもっていない多くの長所をもつものとみなされているこの医学の特色が、これによって裏がきされることになったからである。

（二）　経絡の認識

針灸術を通して認識される経絡は、むしろ刺激をつたえる系統ということを主としたものであるが、内経における本来の主旨では、むしろ液体の流れる通路という表現の方が主体となっている。

気血の流通路というのは、この二つの意義を合わせたものである。

幹線ともいうべき主要な通路は経脈と呼ばれ、支線ともいうべきその分かれは絡脈と呼ばれる。そして、これを一括して経絡という慣用名ができたのである。

絡脈は、時には皮膚に浮いて見える細静脈を指すこともある。そして経脈の状態を動脈の搏動によって知ろうとしていたこと（脈診）などから、経脈は動脈、絡脈は静脈というような解釈も生まれていた。

しかし、経絡は、一種の循環路系であるとしても、血管・リンパ管そのものを指したものではなく、もっと広い意味で、豚管外の体液循環がその主体となっているものとみなすべきである。

（略）

（三）　経絡の編成

経脈には、十二の正経と八つの奇経（奇経八脈ともいう）とが古くから挙げられている。（なお最近になってこのほかに二〜三の特殊経絡があることがわかった。）

さらに、十二経脈に関連して、それから分かれた十五絡とか、また正経と離合して別の走行をとる別経などのことも古典に記載されている。また絡脈の分かれを孫絡ともいっている。

そこで、これらを総括した経絡系というものは、次のような編成になるのである。

経絡
- 奇経八脈
- 十二経脈（支脈を含む）― 絡脈系……（孫絡）
- その他

そして十二経脈がその基幹になっている。

しかし、実用上、問題にされているのは十二経脈と二つの特別な奇経（督脈・任脈）とを合わせた十四経脈である。

十二経には六臓六腑が配当されており、また十四経にはそれぞれ固有の経穴が配当されているからである。

奇経というのは、十二経脈を河川の本流にたとえた場合に、その放水路のような補助的ルートをなすものであると説明されている。

十二経と奇経とは、陽と陰のグループに分けられている。体表面に関して、主として背面や側面を通っているものが陽で、腹部や手足の内側を通っているものが陰になっている。

そして、十二経では、陰陽がさらに三陰三陽の三段階に分けられている。また、各経の末端（起始点または終末点）は手足の指先（手・足いずれか一方）になっているので、これらがさらに、手と足とに割りふられている。そのうえ既述のように、六臓六腑が三陰の方には臓、三陽の方には腑というように一つずつ割り当てられているのである。

十二経の名称はこのように定められ、その編成は次のようになっている。

①手の太陰肺経（金）――②手の陽明大腸経（金）
③足の陽明胃経（土）――④足の太陰脾経（土）
⑤手の少陰心経（君火）――⑥手の太陽小腸経（君火）
⑦足の太陽膀胱経（水）――⑧足の少陰腎経（水）
⑨手の厥陰心包経（相火）――⑩手の少陽三焦経（相火）
⑪足の少陽胆経（木）――⑫足の厥陰肝経（木）

そして、この番号の順に全身をめぐるということになっている。すなわち肺経（手の太陰）からはじまり肝経（足の厥陰）に至り、また肺経に受けつがれるというぐあいである。

また、上段（奇数番号）の経は、臓腑または頭部から手足の末端に向かい、下段（偶数番号）の経は、手足の末端からはじまって内臓や頭部に向かうようになっている。

そして、上下に相対している経は、臓腑関係と同様に、五行配当を同じくし、それぞれ表裏関係になっている。すなわち、これらの名称は、それ自体に次のような意義が含まれているのである。

陰陽 —— 上行・下行（走向）の別、流注体面の別

臓腑 —— 表裏関係、絡属関係、五行配当

八つの奇経には、それぞれ、脈という字がついているので、奇経八脈と総称されている。この中で重要なのは前記のように、腹部正中線を通る任脈（上行）と、背部脊椎線を通る督脈（下行）とで、多くの重要な経穴が含まれている。

その他の六奇経（陽蹻脈《ようきょうみゃく》、陰蹻脈《いんきょうみゃく》、陽維脈《よういみゃく》、陰維脈《いんいみゃく》、衝脈《しょうみゃく》、帯脈《たいみゃく》）には固有の経穴はなく、帯脈（腹部を帯のように一周している）のほかは、みな足から顔面に至る経路をとっている。ただし、衝脈は下腹部に起こって上行・下行に分かれている。

4．正経十二経の走行

（『東洋医学概説』（長濱善夫著、一九六一、創元社より抜粋）

十二経の一つ一つについて、その走行をたどってみると、各経の名称になっている臓または腑には必ず一度は帰属する（原文には「属」とある）ようになっている。しかし、その他の臓器にも多かれ少なかれ関与し、とくに表裏関係にある臓腑には必ずまとう（原文には「絡」とある）ようになっている。

その走行の概略を挙げると次のようになっている（これらは古典――「霊枢経詠篇」その他――の表現を意訳したもので、図は「十四経発揮」に掲載されているものの模写である）。

十二経の走行

〔1〕手の太陰肺経

胃のあたりから起こり、下って大腸をまとい、上行して肺に帰属する。ついで気管、喉頭をめぐり、左右に分かれてわきの下から手の内面前側を通って母指の末端に終わる。

〔2〕手の陽明大腸経

肺経の分かれが示指の末端にきて、ここから起こって、手の外面前側を通って肩からくびのうしろまで行き、鎖骨上窩に入り、一つは分かれて頬から下歯の中へ入り、再び出てきて鼻孔のそばまで達し、一つは胸に入って肺をまとい、横隔膜を下って大腸に帰属する。

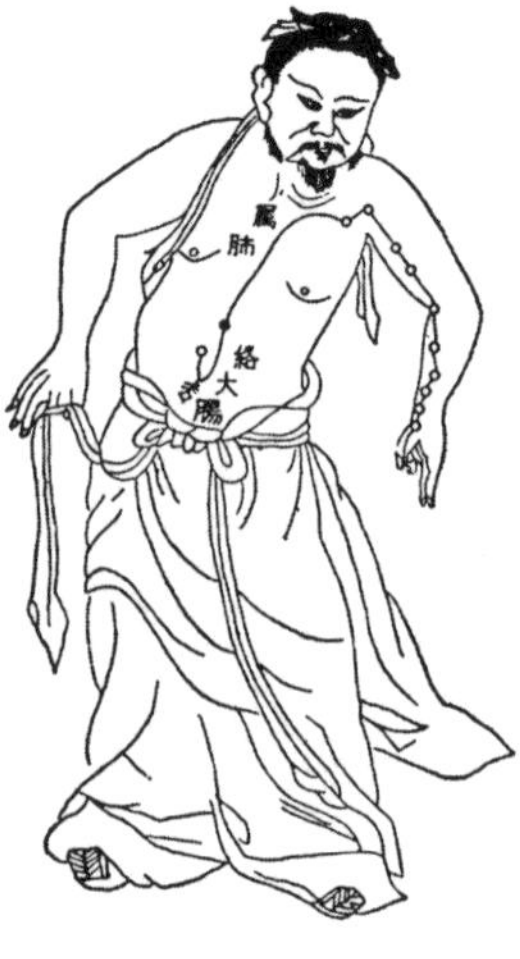

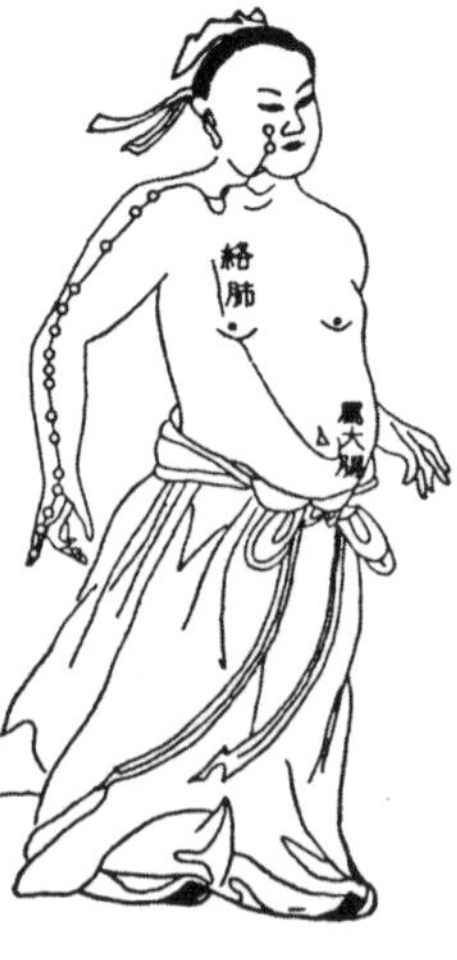

〔3〕足の陽明胃経

大腸経の分かれを受けて、鼻根から起こって上歯の中へ入り、唇をめぐり、下顎のうしろへ達し、一つの分かれは前額部へ進み、一つは頸動脈に沿い喉頭部をめぐって鎖骨上窩に入り、横隔膜を下って胃に帰属し、脾をまとう。さらにもう一つは乳の線の内側を、臍をはさんで下り、足の外面前側を通って足の第二指に終わる。

〔4〕足の太陰脾経

胃経の分かれを受けて、足の母指の末端から起こり足の内面前側を上って、腹部に入り脾に帰属し、胃をまとったうえ、さらに横隔膜を上って咽喉、舌まで行く。一つは胃より分かれて心臓部まで行っている。

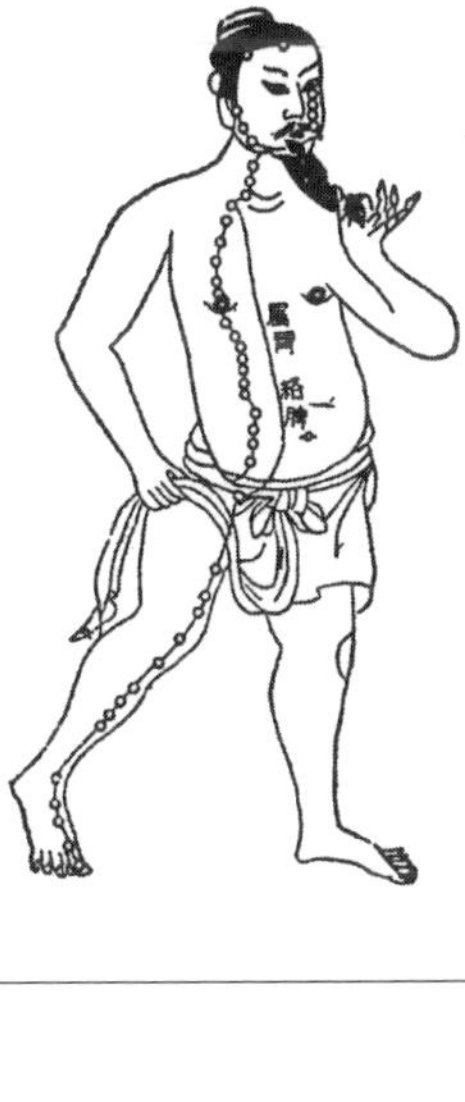

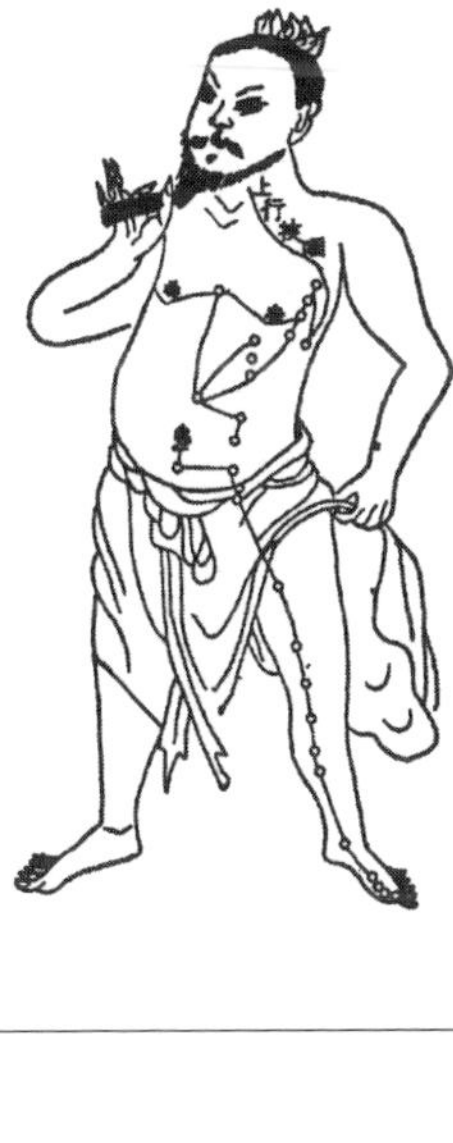

〔5〕手の少陰心経

脾経の分かれを受けて、心臓部に起こり、大動脈のあたりに帰属して、ついで腹部に下って小腸をまとう。一つの分かれは大動脈のあたりから上行して咽頭を通って眼球の深部まで達する。またもう一つは肺に上って、わきの下に出て、手の内面後側をまわって小指の末端（薬指寄り）に終わる。

〔6〕手の太陽小腸経

心経の分かれを受けて、小指の末端（外側）から起こり手の外面後側を通って肩に出て、一つはそこから前に下って、鎖骨上窩より胸に入り、心をまとい、咽頭の方にもまわり、また横隔膜を下って胃に向い、そして小腸に帰属する。もう一つは鎖骨上窩より頬に上り、目じりから耳の中へ進み、また頬より別に目の下、目がしらの方へも行っている。

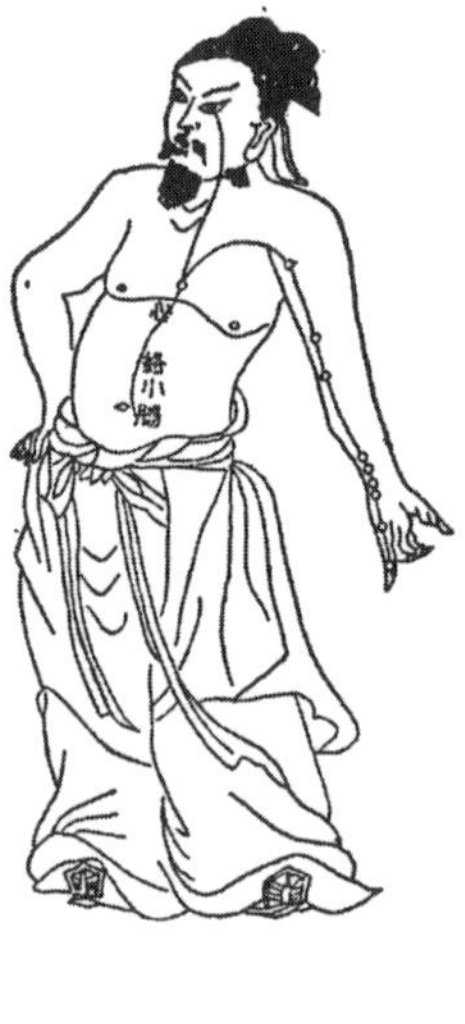

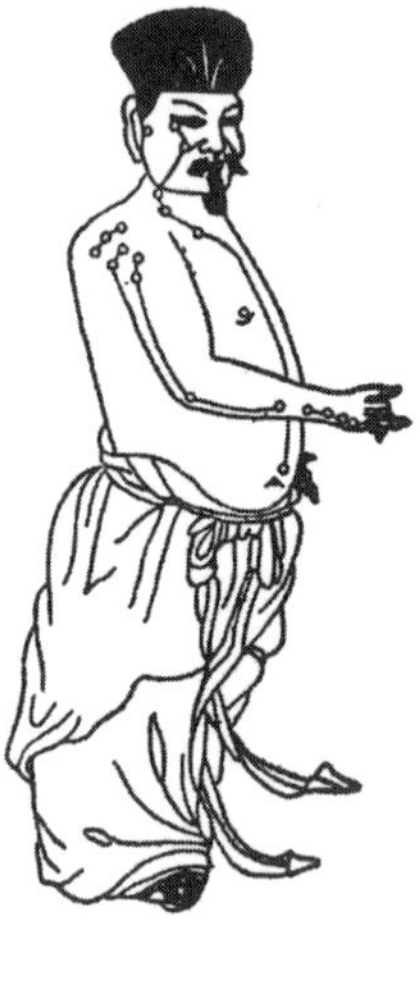

〔7〕足の太陽膀胱経

小腸経の分かれを受けて、眼からはじまって、上行して頭部（頭頂《ずちょう》より入って脳をまとう）、項部をめぐって、背部（背骨をはさんで）を下り、腰部の筋肉中をめぐって腎をまとい、膀胱に帰属するか、別に背中の最も外側寄りを通ったものと、腰から臀部にぬけたものとを合流させて足の背面中央を下って足の小指の外側端に終わる。

〔8〕足の少陰腎経

膀胱経の分かれを受けて、足の小指の下から起こり〔注〕、足のうらを通ったうえ、足の内側面を上って背中を貫いて腎に帰属し、膀胱にもまとう。一つは腎より上って肝・横隔膜を貫いて肺に入り、気管・喉頭、舌根などへ行き、また一つは肺から出て心をまとい、胸の中に注ぐようになっている。

〔注〕著者らの調査によると、小指の内側端から起こるものとみなされる。

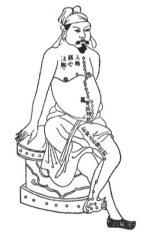

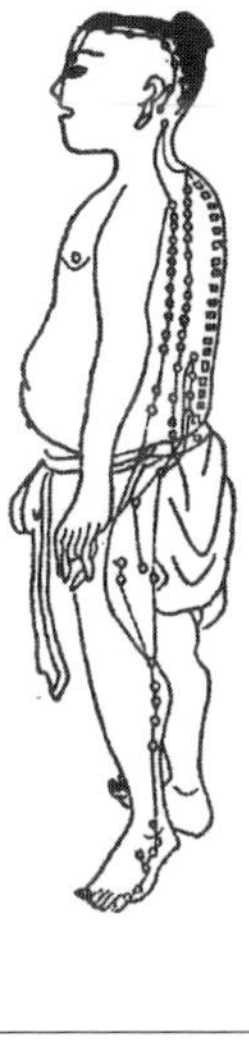

〔9〕手の厥陰心包経

腎経の分かれを受けて、胸の中に起こって心包に帰属したうえ、横隔膜を下って腹中に入って三焦をつぎつぎとまとう。しかし、その分かれは胸中から側胸部に出て、手の内面中央を通り、中指の末端に終わる。

〔10〕手の少陽三焦経

心包経の分かれが薬指の末端にきて、ここから起こって手の外面中央を上って、肩に出て、前にまわって鎖骨上窩に入り乳の間に散布して、心包をまとい、下って三焦に帰属する。その分かれは、乳の間から鎖骨上窩に出て、項部に上り耳のうしろに達し、一つは耳の上、頰、目の下へと進み、一つは耳の中へ入り、耳の前に出て、頰を経由して目じりのあたりに終わる。

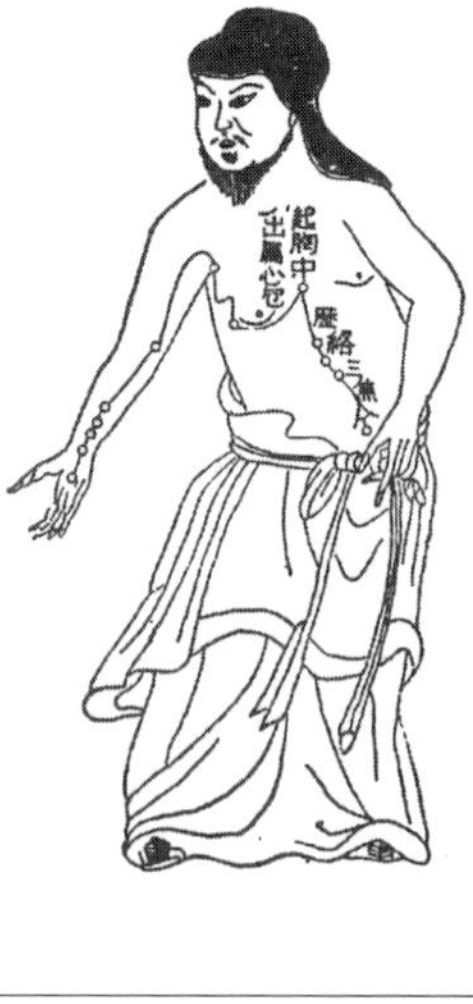

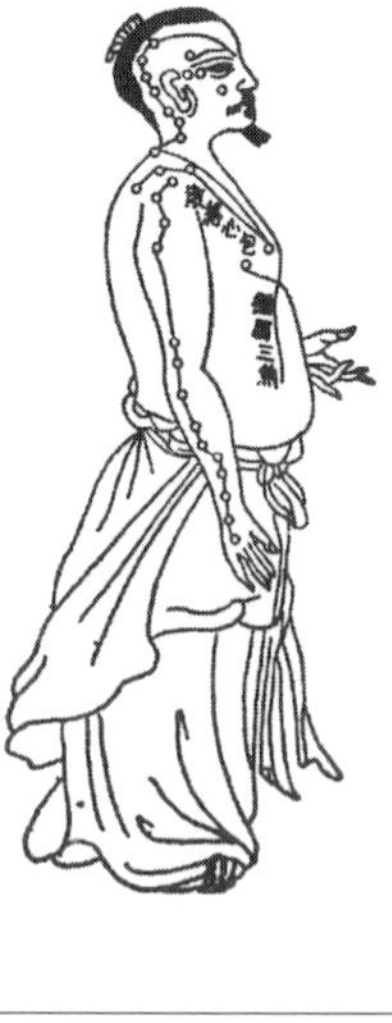

〔11〕足の少陽胆経

三焦経の分かれを受けて、目じりから起こって、側頭部をめぐって一つは分かれて耳に入って前へ出るが、一つは頸《くび》から肩に下り、鎖骨上窩に入り、ここで合して胸に入って横隔膜を貫いて肝をまとい、胆に帰属し、別に肩から側胸部、季肋部をめぐって下ってきたものと股関節のあたりで一緒になって、足の外側中央を下って足の第四指の末端（小指寄り）に終わる。

〔12〕足の厥陰肝経

胆経の分かれが足の母指の爪の根もとにきて、ここから起こり、足の内面中央を上って、陰部に入り、下腹部を通り、肝に帰属して、胆をまとい、側胸部に散布して、気管、喉頭のうしろを通って眼球に達し、頭頂《ずちょう》に出る。眼球から分かれたものは頬・唇をめぐる。もう一つの分かれは、肝より上って肺に入る。そしてさらに下って胃のあたりまで達する（ここは肺経の起点になっている）。

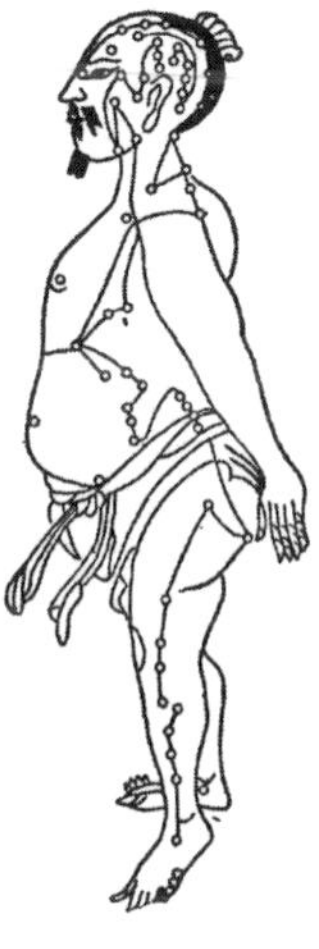

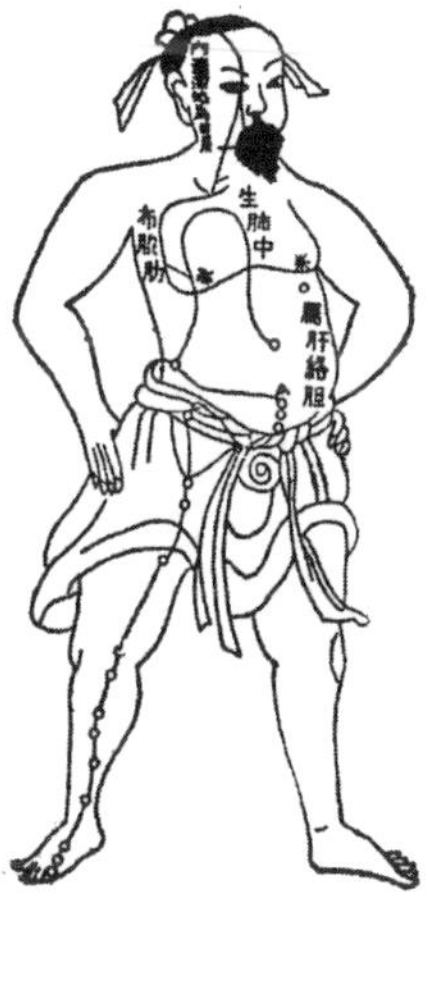

あとがき

西洋医学が目覚ましい発展を遂げると同時に、現場での治療法としての限界が明らかになりました。それを一言で言うと「医学と医療の互恵関係についての哲学」がテーマとして浮き出てきたことです。医学が医療を支配するようになった流れへの反省です。「代替医療」が「補完医療」「伝統医療」などと呼ばれるようになってきました。「東洋医学」も同じ流れで「漢方」だけは医療保険に組み込まれましたが、期待された「学と療の統合への寄与」の役を放棄して、無自覚のまま医療システムに組み込まれた結果、居候のような居心地の悪さがあり、さらに馴染もうとするあまり、「療治が主役であった」自らの立ち位置が解離し医学研究の新フィールドという哀れな地位に陥っています。

経絡・ツボ療法は「物質」が少ないせいで「医療」に組み込まれにくく、そのせいで本来の姿を保っています。しかしそこにも、今度は「科学」の方法論が忍び寄っています。グローバル化と呼ばれるものがそうです。技さえも標準化されようとしています。「普遍化」という「個の圧殺」です。

この流れに対抗するのは「芸」の力です。「芸」には決して標準化が及びません。「治療芸」の保全と復興への願い、そして健康の主体である当事者、別名「いのち」の復権を託して本書を書きました。

「奇書」に分類される危うさをまとったアイディアと原稿をこの世にあらしめることができたのは、ひとえに編集者渡辺明美さんの助言と工夫のお蔭です。ありがとうございます。

● ま行 ●

● や行 ●

● ら行・わ行 ●

● な行 ●

● は行 ●

● た行 ●

索　引

神田橋條治（かんだばし・じょうじ）

鹿児島県生まれ。一九六一年に九州大学医学部を卒業後、一九八四年まで同大学医学部。精神神経科。現在、鹿児島市にある伊敷病院に非常勤で勤めるかたわら、後輩の育成と指導に努める。

著　書
『精神科診断面接のコツ』岩崎学術出版社、一九八四年（追補　一九九四年）
『「現場からの治療論」という物語』岩崎学術出版社、二〇〇六年
『技を育む』〈精神医学の知と技〉中山書店、二〇一一年
『神田橋條治　精神科講義』創元社、二〇一二年
『神田橋條治　医学部講義』創元社、二〇一三年
『発達障害をめぐって』岩崎学術出版社、二〇一八年
『心身養生のコツ』岩崎学術出版社、二〇一九年（『精神科養生のコツ』改訂）
『「心身養生のコツ」補講50』岩崎学術出版社、二〇二二年
『精神科治療のコツ』岩崎学術出版社、二〇二四年

共著書
『スクールカウンセリング モデル100例』創元社、二〇〇六年
『発達障害は治りますか？』花風社、二〇一〇年
『神田橋條治の精神科診察室』ＩＡＰ出版、二〇一八年
『心と身体といのちのこと』ＩＡＰ出版、二〇二〇年、ほか。

神田橋條治《かんだばしじょうじ》が教《おし》える
心身養生《しんしんようじょう》のための
経絡《けいらく》・ツボ療法《りょうほう》

二〇二〇年 六 月一〇日 第一版第 一 刷発行
二〇二四年 八 月二〇日 第一版第一〇刷発行

著　者　神田橋條治

発行者　矢部敬一
発行所　株式会社 創元社
〈本　社〉〒五四一-〇〇四七
大阪市中央区淡路町四-三-六
電話（〇六）六二三一-九〇一〇（代）
〈東京支店〉〒一〇一-〇〇五一
東京都千代田区神田神保町一-二田辺ビル
電話（〇三）六八一一-〇六六二（代）
〈ホームページ〉https://www.sogensha.co.jp/
印刷所　株式会社 太洋社

ISBN978-4-422-11732-4 C3011

治療のための精神分析ノート

神田橋條治 著

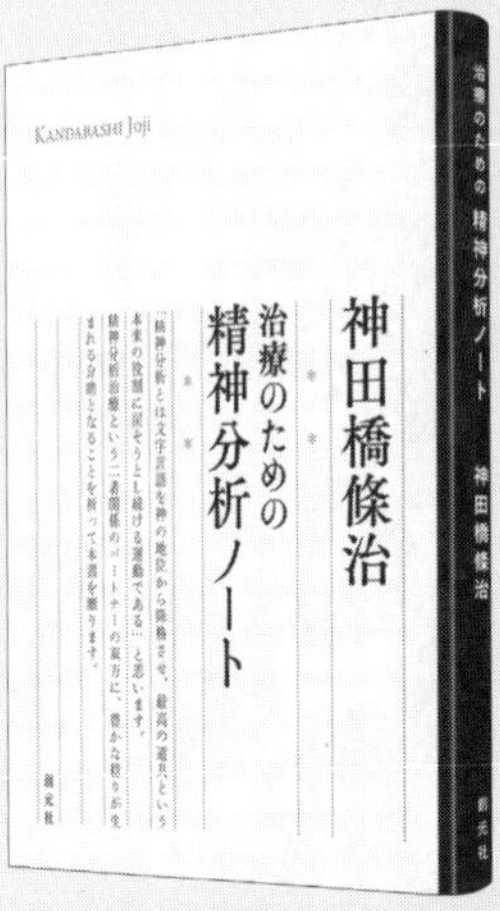

四六判・上製・192頁・2500円(税別)
ISBN：978-4-422-11616-7

精神分析とは文字言語を神の地位から降格させ、最高の道具という本来の役割に戻そうとし続ける運動である。「いのちの核はコトバでないものに支えられながら、ヒトの生はコトバによって支配されている」。著者は臨床の現場で、長くこの矛盾を乗り越えることをみずからのテーマとしてきた。コトバを治療の道具とする精神分析の臨床の場で、文字言語を絶対的なものとせず、治療者と患者との間の時々刻々の関係性の変化に目をこらすことで、著者は治療の場に立ち上がってくるいのちの営みを掬い上げる。そうすることで、精神分析用語として知られるコトバの真に意味するところ、治療の本質を説いてゆく。精神分析の世界への導きに始まり、先達の教え（＝理論）の咀嚼、さらには独自の技法と修練の方法を紹介するなど、半世紀以上にわたる臨床の集大成ともいえる著者、畢生の書。